Dr. med. Dr. med. dent. Eberhard Laubender

DIE HOMÖOPATHISCHE TASCHEN APOTHEKE

Dr. med. Dr. med. dent. Eberhard Laubender

DIE HOMÖOPATHISCHE TASCHEN APOTHEKE

FÜR FREIZEIT, SPORT, ZU HAUSE UND UNTERWEGS

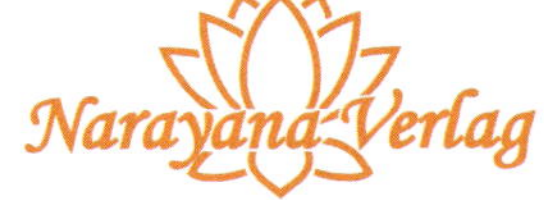

Homöopathische Arzneimittel sind nach dem Arzneimittelgesetz (AMG, § 43) apothekenpflichtig.

IMPRESSUM

Dr. med. Dr. med. dent. Eberhard Laubender
Die homöopathische Taschenapotheke –
für Freizeit, Sport, zu Hause und unterwegs
Neuauflage 2019
2. Auflage 2024

ISBN: 978-3-95582-203-3

Layout und Satz: Nicole Laka
Covergestaltung: Annette Ahrend
Herausgeber:

Narayana Verlag GmbH
Blumenplatz 2, D-79400 Kandern
Tel.: +49 7626 974970-0
info@narayana-verlag.de, www.narayana-verlag.de

INHALTSVERZEICHNIS

VERZEICHNIS DER KRANKHEITEN

in alphabetischer Reihenfolge (s. = siehe)

EINFÜHRUNG IN DIE HOMÖOPATHISCHE TASCHENAPOTHEKE

für Freizeit, Sport, zu Hause und unterwegs

Die homöopathischen Arzneimittel sind für alle diejenigen gedacht, die eine natürliche Zusatz- oder Alternativbehandlung ihrer Krankheiten ohne schädliche Nebenwirkungen wünschen. Sie sind auch zur schonenden Behandlung von Kindern sehr gut geeignet.

Ausgerüstet mit einer homöopathischen Taschenapotheke kann man sich und anderen in fast allen Lebenssituationen helfen. Das gilt für viele körperliche und psychische Beschwerden, in der Freizeit, beim Sport, zu Hause wie unterwegs.

Bei körperlich aktiven Menschen kommen oft Verletzungen vor, sodass vornehmlich Verrenkungen, Zerrungen, Prellungen, Wunden, Blutergüsse und Entzündungen behandelt werden müssen. Außerdem treten bei körperlicher Aktivität Beschwerden durch Überanstrengung und Überbeanspruchung auf, wie etwa Herz-Kreislauf-Probleme, Muskelschmerzen oder Entzündungen der Gelenke, der Sehnen und der Bänder.

Bei der Behandlung mit homöopathischen Mitteln soll keine medizinische Diagnose oder die notwendigen Erste-Hilfe-Maßnahmen außer Acht gelassen werden, beispielsweise bei Frakturen der Gipsverband oder bei Wunden die Naht. Wohl aber lässt sich in fast allen Fällen mit einer homöopathischen Zusatztherapie eine schnellere und bessere Ausheilung erreichen.

Aber auch im sonstigen Alltag – zu Hause oder unterwegs – können Krankheiten und Befindlichkeitsstörungen homöopathisch sehr gut versorgt werden. Man denke nur an Kopfschmerzen, rheumatische Beschwerden, Rückenschmerzen, Allergien, Erkältungen, Grippeerkrankungen, Durchfälle, Magen-Darm-Probleme, Herz-Kreislauf-Störungen und nicht zuletzt an Schlafstörungen, Nervosität, Ängste und Leistungsschwäche jeder Art.

Anhand der vorliegenden Broschüre ist die Anwendung der Taschenapotheke leicht verständlich und ihr Inhalt auch für den homöopathisch interessierten Anfänger gut erlernbar.

Die homöopathische Selbstbehandlung ist bis zu einem gewissen Grad für jedermann möglich und sinnvoll. Die Homöopathie ist heute als eine Art Volksmedizin sehr beliebt geworden. Grenzen für die Selbstbehandlung setzen das eigene Wissen und die Erfahrung beim Umgang mit homöopathischen Mitteln.

Der Anfänger und Unerfahrene sollte seine ersten homöopathischen Behandlungsversuche bei den leichten, bekannten und ungefährlichen Erkrankungen und Befindlichkeitsstörungen machen, um nach und nach an Sicherheit und Erfahrung zu gewinnen. Jedoch sollte man bei schwierigen Erkrankungen, bei Komplikationen, schweren Verletzungen oder wenn man eine Krankheitsentwicklung nicht beurteilen kann, immer einen Arzt zu Rate ziehen.

Die vorliegende homöopathische Taschenapotheke ist mit der dazugehörigen Broschüre so aufgebaut, dass auch der Unerfahrene die vorgestellten Krankheitsbilder erfolgreich behandeln kann. Ich empfehle, besonders das Kapitel »Anwendung der homöopathischen Arzneimittel« zu beachten und mehrmals gründlich zu lesen.

Möge Ihnen diese homöopathische Taschenapotheke bei der Behandlung Ihrer alltäglichen Beschwerden viel Freude und Erfolg bringen.

Ihr
Dr. med. Dr. med. dent. Eberhard Laubender

DIE 36 ARZNEIMITTEL DER HOMÖOPATHISCHEN TASCHENAPOTHEKE

für Freizeit, Sport, zu Hause und unterwegs

Die Taschenapotheke enthält 36 homöopathische Arzneimittel, abgefüllt in Glasfläschchen mit jeweils ca. 200 Kügelchen.

Bei größerem Bedarf eines einzelnen Arzneimittels sind Einzelpackungen mit 10 g Inhalt bei Ihrem Apotheker erhältlich. Die kleinen Glasfläschchen der Taschenapotheke können damit wieder aufgefüllt werden.

Zusätzlich sollte man stets eine Echinacea-Urtinktur griffbereit haben. Echinacea ist vielseitig verwendbar und hat sich bei allen entzündlichen Prozessen gut bewährt.

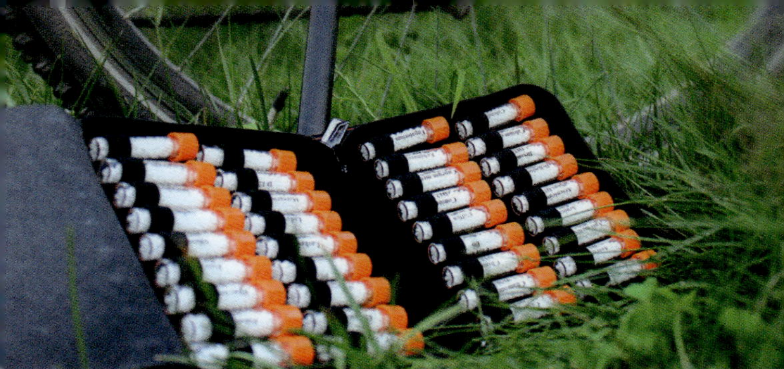

Aconitum D12
Aesculus D6
Apis mellifica D12
Arnica D12
Arsenicum album D12
Belladonna D30
Bryonia D12
Calcium carbonicum Hahnemanni D12
Calendula D6
Causticum Hahnemanni D12
Chamomilla D30
China D12
Cocculus D6
Coffea D30
Conium D12
Cuprum metallicum D12
Echinacea D1
Eupatorium perfoliatum D6
Gelsemium D30
Hamamelis D6
Hypericum D6
Ipecacuanha D12
Lachesis D12
Ledum D12
Mercurius solubilis Hahnemanni D12
Natrium sulfuricum D12
Nux vomica D6
Phosphorus D12
Pulsatilla D6
Rhus toxicodendron D30
Ruta D6
Silicea D12
Sulfur D12
Symphytum D6
Veratrum album D6
Zincum metallicum D12

ANWENDUNG DER HOMÖOPATHISCHEN ARZNEIMITTEL

Die Taschenapotheke enthält 36 homöopathische Arzneimittel in Form von Streukügelchen (Globuli) in den Verdünnungen (Potenzen) D1, D6, D12 und D30. In der Homöopathie sind auch C-Potenzen gebräuchlich, die man in gleicher Weise wie die D-Potenzen anwendet.

ALLGEMEINE ANWENDUNGSREGEL: Die Kügelchen lässt man langsam auf der Zunge zergehen. Die Häufigkeit der Einnahme der Arznei soll dem Krankheitsverlauf angepasst werden. Es wird deshalb unterschieden zwischen akuten, chronischen und subakuten Beschwerden.

Wenn im Text nicht anders erwähnt, wird folgende Dosierung empfohlen:

1. AKUTE ERKRANKUNGEN, HEFTIGER KRANKHEITSVERLAUF, BEDROHLICHE ZUSTÄNDE

- Die tiefen Potenzen **D1, D2, D3, D4, D6, D8, D10, D12** kommen bei akuten Krankheitszuständen häufiger zur Anwendung. Man nimmt im Akutfall in Abständen von einer halben bis vollen Stunde, bei stürmischem Krankheitsverlauf sogar 10-minütlich, 5 Kügelchen, bis erste Besserung eintritt. Bei fortschreitender Besserung werden die Arzneien entsprechend der Notwendigkeit weniger häufig genommen. Sind die Krankheitsbeschwerden verschwunden, beendet man die Einnahme der Arznei.

- Von der Potenz **D30** nimmt man eine Dosis sofort auf die Zunge. Bei einer stürmischen Erkrankung löst man zusätzlich am Krankheitsbeginn 5 Kügelchen in 1 Tasse Wasser, verrührt sie intensiv mit einem Holz- oder Plastiklöffel und trinkt in Abständen von 1/4 bis ganzen Stunde einen Schluck, bis deutliche Besserung eintritt.

Im Bedarfsfall wird die Dosis wiederholt. Die Einnahme wird beendet, wenn die Krankheitsbeschwerden verschwunden sind.

2. CHRONISCHE, LANGE BESTEHENDE ERKRANKUNGEN, LANGSAMER KRANKHEITSVERLAUF – ODER NACH DER AKUTEN PHASE DER KRANKHEIT

- Bei den chronischen Erkrankungen oder nach dem Verschwinden der akuten Zustände nimmt man von den Potenzen **D1 BIS EINSCHLIESSLICH D10** 3–4-mal täglich 5 Kügelchen vor oder zwischen den Mahlzeiten.

- Von der Potenz **D12** werden 2-mal täglich, d. h. morgens und abends, je 5 Kügelchen genommen.

- Die Potenz **D30** nimmt man bei chronischen Krankheiten nur einmal monatlich, jedoch auch in längeren oder kürzeren Abständen, wenn es die Beschwerden erfordern. Grundsätzlich wartet man ab, bis die Wirkung des eingenommenen Mittels abgeklungen ist. Sie kann bei höheren Potenzen und chronischen Krankheiten manchmal bis zu mehreren Wochen anhalten. Erst dann wird das Mittel wieder eingenommen. Sind die Krankheitsbeschwerden verschwunden, beendet man die Einnahme der Arznei.

3. SUBAKUTE ERKRANKUNGEN

Solche Krankheiten bewegen sich zwischen akutem und chronischem Verlauf. Dementsprechend wird auch die Häufigkeit der Arzneieinnahme dem Krankheitsverlauf, d. h. der Notwendigkeit, angepasst und zwischen der akuten und chronischen Dosierung liegen. Sind die Beschwerden verschwunden, wird auch hier die Einnahme der Arznei beendet.

4. »GABE«

Wird von einer »Gabe« gesprochen, sind 5 Kügelchen zu nehmen.

5. BERATUNG

Jeder Benutzer der homöopathischen Taschenapotheke ist angehalten, sich von einem homöopathischen Arzt beraten zu lassen, wenn sein Wissen bei der Anwendung nicht ausreicht oder er die Schwere einer Erkrankung selbst nicht überblicken kann.

6. WIRKSAMKEITSVERLUST HOMÖOPATHISCHER ARZNEIEN:

Bohnenkaffee wirkt den homöopathischen Mitteln entgegen und sollte deshalb während der Einnahme vermieden werden. Auch kann die gleichzeitige Anwendung starker Essenzen wie Kampfer, Pfefferminzöl, Menthol, Eukalyptus oder Ähnlichem die Wirkung der homöopathischen Arzneien abschwächen oder sogar aufheben.

7. KINDERBEHANDLUNG

Alle alltäglichen Erkrankungen der Kinder wie Fieber, Entzündungen, Grippe, Erkältungen, Verletzungen, Durchfälle, usw. werden homöopathisch mit den gleichen Mitteln und der gleichen Dosierung behandelt wie beim Erwachsenen. Man kann aber bei Kindern bis zum 6. Lebensjahr die Hälfte der Erwachsenendosierung geben. Es genügen je Einnahme 2–3 homöopathische Kügelchen. Gerade für Kinder hat sich die risikolose und schonende homöopathische Therapie als besonders geeignet bewährt. Jedoch ist man bei der Behandlung auf eine genaue Beobachtung der Symptome und Einordnung der objektiven Krankheitszeichen angewiesen, weil Kinder ihre Krankheitsbeschwerden oftmals nicht so präzise schildern können. In Zweifelsfällen ist es ratsam, wenn ein kundiger Arzt die Erkrankung mit überwacht. Das gilt auch für die Kinderkrankheiten Scharlach, Masern, Mumps, Keuchhusten, Windpocken usw.

■ SIEHE KAPITEL
▶ »Zahnungsbeschwerden bei Kindern und Erwachsenen, S. 89«

ÄRGER

Menschen, die permanent zu einer ärgerlichen Stimmung neigen, die reizbar, ungeduldig, aggressiv, zornig, boshaft und schmerzüberempfindlich sind, sollten im Bedarfsfall **CHAMOMILLA D30** nehmen. Es ist auch ein erprobtes Mittel bei zornigen, reizbaren Kindern, besonders in der Zahnungsperiode.

Der mürrische, nörglerische, empfindliche Mensch, der ärgerlich ist und zu Magen-Darm-Störungen neigt, findet oftmals ein heilsames Mittel in **NUX VOMICA D6**.

Für hinterlistige, bösartige, neidische und eifersüchtige Menschen passt oftmals **LACHESIS D12**.

Extrem reizbare Menschen, die vom Geiz geplagt werden und sich wegen Geld und Geschäft um jede gute Laune bringen lassen, sollten wiederholt **BRYONIA D12** nehmen.

■ SIEHE AUCH KAPITEL
- ▶ »Angst, Panik und Lampenfieber, S. 18«
- ▶ »Herzklopfen, S. 41«
- ▶ »Nervosität, S. 66«

ALLERGIEN

Allergien sind individuell erworbene Überempfindlichkeitsreaktionen des Körpers. Die Möglichkeit auf irgendeine Substanz oder Nahrungsmittel allergisch zu werden, ist nahezu unbegrenzt. Langsam verlaufende allergische Beschwerden lassen sich mit der Taschenapotheke selbst gut behandeln. Heftige allergische Reaktionen, die man nicht überschauen kann, sollten in ärztliche Therapie kommen.

ALLERGIEN MIT HAUTREAKTIONEN:

Alle allergieauslösenden Stoffe können auch verschiedene Hauterscheinungen wie Jucken, Brennen, Rötung, Bläschen oder Quaddelbildung auf der Haut hervorrufen.

Ein grundsätzliches Mittel gegen allergische Reaktionen jeder Art, ausgelöst durch Hautkontakt oder Nahrungs- und Arzneimittel, ist **CALCIUM CARBONICUM HAHNEMANNI D12**.

Zeigt sich auf der Haut eine Rötung mit Brennen und Anschwellung, so hat sich **APIS MELLIFICA D12** als wirksam erwiesen.

APIS MELLIFICA gilt zusammen mit **CALCIUM CARBONICUM HAHNEMANNI** als grundsätzliches Gegenregulationsmittel bei allen allergischen Überempfindlichkeitsreaktionen.

RHUS TOXICODENDRON D30 hat sich bewährt bei Allergien, die mit intensivem Jucken oder Brennen, geröteter oder geschwollener Haut einhergehen, oder wenn sich kleine wassergefüllte Bläschen auf der Haut bilden, z. B. bei Herpes (s. Seite 23).

NAHRUNGSMITTELALLERGIEN:

Für alle Nahrungsmittelallergien, die mit Störung von Magen-Darm einhergehen, wo Speisen unbekömmlich sind, die im Magen zu Völlegefühl und Aufstoßen oder Erbrechen und Durchfall führen, ist zunächst **NUX VOMICA D6** geeignet. Gleichzeitig ist **NUX VOMICA D6** ein kräftiges Entgiftungsmittel und kompensiert die Nebenwirkungen nach Genussmitteln (Alkohol, Kaffee) und chemischen Medikamenten.

Chronische und akute Verdauungsstörungen durch Genuss von Früchten oder fetthaltigen Speisen mit wechselhaftem Stuhlgang lassen sich oft mit **PULSATILLA D6** beseitigen.

■ SIEHE AUCH KAPITEL
- »Insektenstichallergie, S. 44«
- »Schnupfen und Heuschnupfen, S. 75«
- »Sonnenallergie, S. 80«

ANGST, PANIK UND LAMPENFIEBER

Angst und Schreck mit heftiger Unruhe, Herzklopfen, Schlaflosigkeit wird durch **ACONITUM D12** gelindert. Ebenso hilft **ACONITUM D12** bei Angstzuständen in einer Menschenmenge, in engen Räumen, in Tunnels, im Flugzeug usw.

Bestehen Angstzustände beim Durchfahren von Tunnels, ist neben **ACONITUM D12** auch **ARNICA D12** ein geeignetes Mittel.

Gegen Angst, Lampenfieber, inneres Zittern, Schlafstörungen, besonders vor einer Herausforderung oder gegen Panik vor einem aufregenden Ereignis, vor einer Prüfung oder gegen Blackout, ist **GELSEMIUM D30** das passende Mittel. Man nimmt abends vor dem Schlafengehen 5 Kügelchen. Auch die Furcht vor dem Fliegen (Flugangst) oder allgemein vor einer Reise sowie die ängstliche Sorge um die Zuhausegebliebenen lindert **GELSEMIUM D30**.

Tief sitzende Ängste, Mutlosigkeit, angstvolle Sorgen, die heftiger werden, wenn man allein ist, erfordern **ARSENICUM ALBUM D12**.

Ängstlichkeit bei Dunkelheit, bei Gewitter, bei Alleinsein oder durch schreckliche Einbildungen und lebhafte Sinneseindrücke, besonders bei Kindern und sensiblen Personen, sind ein Hinweis auf **PHOSPHORUS D12**.

Angst und Erregung mit auffälliger Geschwätzigkeit, Angst morgens beim Erwachen, Eifersucht, Panik bei Berührung oder durch beengende Kleidung an Hals und Taille, ebenso Herzklopfen, Hitzewallungen sind Hinweise für **LACHESIS D12**. Angst beim Autofahren oder Ängste, krank zu werden, sind ebenfalls Anzeichen für **LACHESIS D12**.

Wer Angst vor dem Schlafen oder vor der Narkose bei Operationen hat, sollte **CALCIUM CARBONICUM HAHNEMANNI D12** nehmen.

■ SIEHE AUCH KAPITEL
- »Ärger, S. 16«
- »Herzklopfen, S. 41«
- »Nervosität, S. 66«

AUGENBINDEHAUTENTZÜNDUNG

Plötzliche schmerzhafte Bindehautentzündung, die oft nach trockener Kälte oder Windeinwirkung eintritt und sich nachts verschlimmert, beginnt man mit **ACONITUM D12** als erstem Entzündungsmittel zu behandeln. Ebenfalls heftige Rötung des Augapfels mit klopfenden, pochenden Schmerzen, ausgeprägter Lichtscheu und Schmerzhaftigkeit bei Bewegung der Augen weisen auf **BELLADONNA D30** hin, welches man nach **ACONITUM D12** gibt.

Bindehautentzündungen, die sich an frischer Luft bessern und eine gelblich-klebrige Sekretabsonderung sowie eine

Verklebung der Augenlider vorweisen, sollte man mit **PULSATILLA D6** behandeln.

Die trockene rote Augenentzündung mit Schwellung der Lider und Fremdkörpergefühl spricht meist gut auf **APIS MELLIFICA D12** an.

Gegen die Folgen einer Erkältung bei nasskaltem Wetter mit Entzündungen der Lider und Tränenfluss passt **RHUS TOXICODENDRON D30** als heilendes Mittel.

Chronische, oft wiederkehrende Bindehautentzündung mit Hornhautentzündung spricht gut auf **MERCURIUS SOLUBILIS HAHNEMANNI D12** an.

Liegt eine starke Rötung oder blutunterlaufener Augapfel vor, ohne dass man sich verletzt hat, ist **HAMAMELIS D6** hilfreich.

■ SIEHE AUCH KAPITEL
▶ »Grippaler Infekt, Erkältungsgrippe, Fieber, S. 33«

AUGENVERLETZUNGEN

Schwere mechanische Verletzungen sollten vom Augenarzt kontrolliert werden. Bei Bagatellverletzungen führt **ARNICA D12** oftmals zur schnelleren Heilung. Prellungen der Weichteile und des Augapfels durch Schlag oder Stoß mit nachfolgendem Bluterguss werden mit **LEDUM D12** behandelt. Bei Prellungen der knöchernen Augenhöhle durch Schlag oder Stoß hat sich **SYMPHYTUM D6** bewährt.

SIEHE AUCH KAPITEL

► »Blutergüsse (Hämatome) und Blutungen nach Verletzungen, S. 23«
► »Prellungen, Quetschungen, S. 68«

BÄNDERZERRUNG, VERRENKUNG, VERSTAUCHUNG

RHUS TOXICODENDRON D30 mit **ARNICA D12** im Wechsel genommen, sind hier die Mittel der Wahl.

Bei Verstauchungen kann zusätzlich noch **SYMPHYTUM D6** sehr hilfreich sein.

Bestehen Schmerzen bei Bewegung, hilft meist **BRYONIA D12**. Bei Verrenkung der Wirbelsäule sollte **RUTA D6** versucht werden.

Bei alten Verrenkungen und Verstauchungen, die nicht besser werden wollen, sollte man stets an **BRYONIA D12** und **RUTA D6** denken.

Verstauchungsschmerz, besonders der Sprunggelenke mit Knöchelschwellung, spricht gut auf **CAUSTICUM HAHNEMANNI D12** an.

Hat man nur das Gefühl der Verrenkung, ohne dass eine solche vorliegt, nimmt man dazwischen 1-mal 5 Kügelchen **GELSEMIUM D30**.

Die homöopathische Behandlung macht bei diesen Verletzungen meistens die chemische und schulmedizinische Behandlung, z.B. Schmerzmittel, Cortison und dergleichen, überflüssig und ist dieser, nach meiner Erfahrung, auch weit überlegen.

SIEHE AUCH KAPITEL

- »Gelenkentzündung, S. 31«
- »Luxationen (Ausrenkung), S. 57«
- »Prellungen, Quetschungen, S. 68«
- »Sehnenentzündung, Sehnenreizung, Tendinosen, S. 79«

BLÄSCHENHAUTAUSSCHLAG

(HERPES SIMPLEX UND HERPES ZOSTER)

Der einfache Bläschenausschlag (Herpes simplex) tritt meist an den Lippen, der Nase oder den Genitalien auf. Der Herpes zoster (Gürtelrose) zeigt sich dagegen halbseitig im Ausbreitungsgebiet eines Hautnervs an einer beliebigen Stelle am Körper und ist meist eine deutlich schwerere Erkrankung. Sowohl bei den leichteren Lippenbläschen als auch bei der teilweise schwerer verlaufenden Gürtelrose werden homöopathische Mittel in ähnlicher Weise eingesetzt und können hier ausgezeichnet helfen.

Handelt es sich um die typischen, wiederholt auftretenden und in kleinen Gruppen angeordneten Lippenbläschen, die sich durch ein Gefühl wie Kribbeln, Brennen, Jucken und Pelzigwerden ankündigen, kann **RHUS TOXICODENDRON D30** 2–3-mal im 3-Stunden-Abstand genommen, den weiteren Ausbruch verhindern. Auch wenn die mit wässrigem oder eitrigem Sekret gefüllten Bläschen schon zu sehen sind, hilft ebenfalls noch **RHUS TOXICODENDRON D30** zur schnellen komplikationslosen Abheilung. Dieselbe Vorgehensweise gilt bei der schwereren Gürtelrose, wo es wichtig ist, rasch und intensiv die Mittel einzusetzen.

ARSENICUM ALBUM D12 hilft bei einem Hautausschlag mit kleinen hochgewölbten Papeln mit Jucken, Brennen, wenn Wärme wohltut und kalte Auflagen verschlimmern und sich Pusteln bösartig entzünden.

MERCURIUS SOLUBILIS HAHNEMANNI D12 passt zu jenem Bläschenausschlag, der eitrig wird, Krusten bildet und sich in Bettwärme nachts verschlimmert.

Akneartige Ausschläge mit stechendem Schmerz, die bei Wärmeanwendung schlimmer und bei Kälteanwendung besser werden, können oftmals mit **LEDUM D12** geheilt werden.

CALCIUM CARBONICUM HAHNEMANNI D12 ist geeignet für die Behandlung wiederkehrender oder chronisch anhaltender Hautausschläge.

SULFUR D12 treibt den Ausschlag heraus und kann eine vorübergehende Verschlimmerung bewirken. Die Einnahme von **SULFUR D12** sollte man erst dann wagen, wenn ein Hautausschlag über mehrere Monate besteht und sich trotz gut gewählter Mittel nicht ändern will.

SIEHE AUCH KAPITEL
»Allergien, S. 16«

BLUTERGÜSSE (HÄMATOME) UND BLUTUNGEN NACH VERLETZUNGEN

Im akuten Fall nimmt man zuerst **ARNICA D12** zusammen mit **RUTA D6** und **CONIUM D12**. Je 5 Kügelchen in einer Tasse Wasser lösen und schluckweise innerhalb 30 Minuten trinken, evtl. nach 1 Stunde wiederholen.

Bei Quetschungen des Körpergewebes haben sich **CALENDULA D6** und bei Nervenverletzungen **HYPERICUM D6** erfolgreich gezeigt.

Bei Schlagursache hat sich **HAMAMELIS D6** bewährt.

Auch **LEDUM D12**, 3-mal täglich 5 Kügelchen, wird bei großen Hämatomen mit Erfolg angewendet.

Beim Bluterguss um die Augen, dem sogenannten Brillenhämatom, etwa durch einen Schlag aufs Auge, sollte **ARNICA D12** zusammen mit **LEDUM D12** täglich 3-mal gegeben werden.

Nasenbluten, besonders nach Anstrengung oder Unfall, wird mit **ARNICA D12** behandelt. Zusätzlich 1-mal 5 Kügelchen **RHUS TOXICODENDRON D30** geben.

■ SIEHE AUCH KAPITEL
»Frakturen (Knochenbrüche), S. 28«
»Prellungen, Quetschungen, S. 68«
»Wunden – Wundbehandlung, S. 85«

DURCHFALLERKRANKUNGEN

Bei allen Durchfallerkrankungen, quasi auf Diagnose hin, hat sich als erstes Mittel **CUPRUM METALLICUM D12** als erfolgreich erwiesen, besonders dann, wenn damit schmerzhafte Darm- und Magenkrämpfe (Koliken) verbunden sind.

Ein weiteres Mittel bei Durchfall, vor allem mit Erbrechen oder Übelkeit, ist **VERATRUM ALBUM D6**. Dieses Mittel stabilisiert auch das gleichzeitige Krankheitsbild eines instabilen Kreislaufs mit Ohnmachtsgefühl, blassem Gesicht, kaltem Schweiß auf der Stirn und Kältegefühl.

Sind verdorbene Speisen, zu viel kaltes Essen oder Eisgenuss die Ursache von Durchfällen und Übelkeit, ist **ARSENICUM ALBUM D12** ein bewährtes homöopathisches Mittel. Es ist besonders angezeigt bei großer Erschöpfung und wenn der Geruch von Speisen Ekel erregt.

Bei wechselhaften Durchfällen und nach fetten Speisen oder Konditoreiwaren hilft **PULSATILLA D6**.

Grünlich-gelbe Durchfälle, meist morgens nach dem Aufstehen mit reichlich stinkenden Gasen, behandelt man mit **NATRIUM SULFURICUM D12**.

Ein Universalmittel für viele Magen-Darm-Beschwerden ist **NUX VOMICA D6**. Es hilft bei Verdauungsbeschwerden, Völlegefühl, Magenschmerzen nach dem Essen, ebenso bei Verstopfung und Durchfall, behebt die Nebenwirkungen von Genussmitteln (Kaffee, Alkohol) und entgiftet Medikamente sowie Umweltbelastungen.

Wenn Erkältungen oder Durchnässung auslösend sind für Durchfälle und Bauchschmerzen, so ist oftmals **RHUS TOXICODENDRON D30** das Heilmittel.

CHAMOMILLA D30 kann eine zusätzliche Hilfe bieten bei heftigen Blähungskoliken und kneifenden Bauchschmerzen. Es ist besonders angezeigt, wenn Schmerzüberempfindlichkeit, Reizbarkeit und Übellaunigkeit das Beschwerdebild prägen.

Chamomilla ist deshalb ein häufig angezeigtes Mittel bei Kindern, wenn diese Zahnungsbeschwerden mit Durchfällen haben und ein gereizter Gemütszustand vorherrschend ist.

■ SIEHE AUCH KAPITEL
»Entgiftung und Entschlackung, S. 26«
»Magen-Darm-Störungen, S. 60«

ENTGIFTUNG UND ENTSCHLACKUNG

In einer Zeit, in der die Umweltbelastung und die Aufnahme vielfältiger Schadstoffe für den Menschen zu einem Grundthema werden, wird der Wunsch nach Entgiftung und Entschlackung der Körperorgane durch homöopathische Arzneien immer größer. In der Taschenapotheke sind hierfür einige geeignete Arzneien.

NUX VOMICA D6 ist ein geeignetes Mittel zur Körperentgiftung und -entschlackung besonders bei den üblichen Genussmitteln wie Alkohol, Kaffee, bei sonstigen Schadstoffen und Spuren von Chemikalien und Medikamenten, die im Körper als Rückstände verbleiben. *Nux vomica* ist meist angezeigt bei allen Magen-Darm-Störungen und als Zwischenmittel bei chronischen Erkrankungen.

Ein weiteres tief greifendes körperreinigendes Mittel ist **SULFUR D12**. Es wirkt stark entgiftend auf Bindegewebe und Schleimhäute, ebenso auf Restzustände und Belastungen von Schadstoffen jeder Art. *Sulfur* wird auch in der Homöopathie dort eingesetzt, wo andere homöopathische Arzneien wegen Überlastung von Schlackenstoffen im Körper nicht recht wirken wollen. Die Wirkung von *Sulfur* bringt auch alte, verdeckte oder unterdrückte Krankheiten aus dem Körper hervor. Es ist aber bei schweren und unheilbaren Krankheiten wegen der Reaktion, die es auslösen kann, für den fachlich Unerfahrenen eine gewisse Zurückhaltung bei der Einnahme von *Sulfur* geboten.

PULSATILLA D6 ist nach meiner Erfahrung ein geeignetes Entgiftungsmittel für alle Schleimhäute, sowohl für Nasennebenhöhlen als auch Bronchien, Magen und Darm. Es wirkt bei Überladung des Körpers mit fettem Essen, Getränken und Arzneimitteln. Im Gegensatz zu *Sulfur* wirkt es sanfter auf Organe und Bindegewebe und führt zu keinen heftigen Reaktionen.

ECHINACEA D1 ist bekannt zur Steigerung der Abwehrkräfte und Mobilisierung des Immunsystems. **ECHINACEA D1** wirkt auch mit bei der Ausheilung von unterschwelligen, nicht ausgeheilten Krankheiten. Tritt auf *Echinacea* – in seltenen Fällen – eine Allergie auf, so ist das Mittel abzusetzen.

ARSENICUM ALBUM D12 ist ein Notanker in der Homöopathie bei allen »Vergiftungen«. Es ist ein tiefwirksames Mittel auf jedes Organ und Gewebe. Es ist angezeigt bei einer an die körperliche Substanz gehenden Schwäche und Erschöpfung, bei schweren Belastungen und bösen Folgen durch Nahrungsmittelfehler.

SIEHE AUCH KAPITEL
»Magen-Darm-Störungen, S. 60«

ENTZÜNDUNGEN

Bei allen Entzündungen, angefangen von der Wundinfektion, Gelenkentzündung usw. bis hin zur Grippe, hat sich **ECHINACEA D1** gut bewährt.

Echinacea steigert vor allem die körpereigene Abwehrkraft und gilt als ein hervorragendes Mittel bei Infektionen, septischen Zuständen (Blutvergiftung) und bei körperlicher Abwehrschwäche (Verletzungen, Erkältungen, Grippe usw.).

ECHINACEA D1 kann, ungeachtet der bei den jeweiligen Erkrankungen angegebenen besonderen Symptomatik, bei allen entzündlichen Erscheinungen zusätzlich gegeben werden: 3-mal täglich 10 Kügelchen.

Die sonstigen, in der Taschenapotheke enthaltenen Entzündungsmittel werden bei den jeweiligen Krankheitsbildern ausführlich erwähnt.

■ SIEHE AUCH KAPITEL

»Gelenkentzündung, S. 31«
»Grippaler Infekt, Erkältungsgrippe, Fieber, S. 33«
»Schleimbeutelentzündung, S. 72«

FRAKTUREN (KNOCHENBRÜCHE)

Bei jeder Art von Verletzung, angefangen von der Hautabschürfung bis zur Knochenfraktur, soll man zuerst an **ARNICA D12** denken.

ARNICA D12 wird im Akutstadium mehrmals zusammen mit **RUTA D6** täglich gegeben. Sind Nerven verletzt, hilft **HYPERICUM D6**.

Außerdem wird bei Frakturen eine hervorragende Knochenerneuerung (Kallusbildung) durch **CALCIUM CARBONICUM HAHNEMANNI D12** und **SYMPHYTUM D6** erreicht.

Ebenfalls kann der Schmerzzustand nach Knochenbrüchen mit **SYMPHYTUM D6**, **ARNICA D12**, **HYPERICUM D6** und **RUTA D6** gelindert werden.

Kommt es z. B. an der Frakturstelle zu starken Stauungen und Schwellungen (Ödemen), kann meist **AESCULUS D6**, **APIS MELLIFICA D12** und **HAMAMELIS D6**, 3-mal täglich, rasche Abhilfe schaffen.

Unterstützend wird zum Abklingen der Entzündung 3-mal täglich **ECHINACEA D1** genommen.

Bei schlechter Knochenheilung oder bei Gefahr der Eiterung (bei offenen Brüchen) sollte **SILICEA D12** genommen werden.

■ **BEI OFFENEM KNOCHENBRUCH SIEHE AUCH KAPITEL**
»Blutergüsse (Hämatome)
und Blutungen nach Verletzungen, S. 23«
»Prellungen, Quetschungen, S. 68«
»Wunden – Wundbehandlung, S. 85«

GANGLION (ÜBERBEIN)

Das Ganglion, oft auch als Überbein bezeichnet, tritt bevorzugt an Hand- oder Fußrücken im Bereich von Gelenkkapseln oder Sehnen auf. Es handelt sich um ein langsam wachsendes, schleimgefülltes Zystengebilde, das recht sicher verschwindet, wenn über längere Zeit **SILICEA D12** zusammen mit **RUTA D6** täglich eingenommen wird.

Mit der Therapie sollte, wie bei allen Erkrankungen, möglichst frühzeitig begonnen werden.

SIEHE AUCH KAPITEL
»Schleimbeutelentzündung, S. 72«

GEHIRNERSCHÜTTERUNG

Die Gehirnerschütterung sollte aus der Sicht der Homöopathie sofort mit ARNICA D12 und HYPERICUM D6, 3-mal täglich, behandelt werden. Das Gleiche gilt für Gehirnprellung und Quetschung. Im akuten Stadium 1–2-mal täglich BELLADONNA D30 und RHUS TOXICODENDRON D30 zusätzlich geben.

Tritt in diesem Zusammenhang eine Gehirnschwellung mit Reizung der Hirnhaut auf, mit Aufschrecken und Aufschreien aus dem Schlaf, so wird dies mit APIS MELLIFICA D12 behandelt.

Spätkopfschmerzen nach Gehirnerschütterung sprechen häufig sehr gut auf ARNICA D12 und NATRIUM SULFURICUM D12, 2-mal täglich, sowie BELLADONNA D30, 1-mal wöchentlich eine Gabe, an.

SIEHE AUCH KAPITEL
»Kopfschmerz und Migräne, S. 45«
»Prellungen, Quetschungen, S. 68«

GELENKENTZÜNDUNG

Die akute Gelenkentzündung, die sogenannte Arthritis, wird man zuerst mit ACONITUM D12 und nachfolgend mit BELLADONNA D30 behandeln. Die Häufigkeit der Arzneieinnahme richtet sich nach der Heftigkeit der Entzündung.

APIS MELLIFICA D12 ist besonders angezeigt bei rotgeschwollenen Gelenkentzündungen, die sich heiß anfühlen und keine Wärme vertragen.

Die blasse Gelenkentzündung spricht meist besser auf LEDUM D12 an, vor allem dann, wenn kalte Anwendungen besser vertragen werden als Wärme.

Ist ein Gelenkerguss mit heftigen Schmerzen bei Bewegung vorhanden, so ist BRYONIA D12 zusätzlich das richtige Mittel.

Bei Gelenk- und Muskelschmerzen, ausgelöst durch Anstrengung, ist ein zusätzlicher Behandlungsversuch mit ARNICA D12, täglich 3-mal 5 Kügelchen, sinnvoll.

Wenn alle Gelenke wehtun (besonders bei Grippe), hilft EUPATORIUM PERFOLIATUM D6.

Wenn die Knochenhaut und die Sehnenansätze im Gelenkbereich druckschmerzhaft sind, sollte man RUTA D6 nehmen.

Heftige neuralgische Gelenkschmerzen, die nachts aus dem Bett treiben, lindert CHAMOMILLA D30.

Schmerzverschlimmerung nachts, in Ruhe und bei feuchtkaltem Wetter, kann mit RHUS TOXICODENDRON D30 gebessert werden.

Als Zusatzmittel bei jeder Art von Entzündung sollte man **ECHINACEA D1** nicht vergessen.

Die chronische, wiederkehrende Gelenkentzündung erfordert über lange Zeit **SILICEA D12** und **CALCIUM CARBONICUM HAHNEMANNI D12**, 1-mal täglich eine Gabe mit einer Zwischengabe an jedem 3. Tag von **SULFUR D12**.

SIEHE AUCH KAPITEL

»Gichtanfall, S. 33«
»Kreuzschmerzen und Ischiasschmerzen, S. 52«
»Schleimbeutelentzündung, S. 72«

GELENKKNACKEN

Je nach Schweregrad muss sich die Behandlung oft über einen relativ langen Zeitraum erstrecken.

Als Grundmittel wird grundsätzlich **CALCIUM CARBONICUM HAHNEMANNI D12** in einer Dosierung von 2-mal täglich 5 Kügelchen genommen.

Zusätzlich nimmt man: 2 Wochen **SULFUR D12**, 1-mal täglich 5 Kügelchen, danach 2 Wochen **LEDUM D12**, 1-mal täglich 5 Kügelchen, danach 2 Wochen **RHUS TOXICODENDRON D30**, 1-mal wöchentlich 5 Kügelchen. Diese Kur kann man mehrfach wiederholen.

SIEHE AUCH KAPITEL

»Gelenkentzündung, S. 31«

GICHTANFALL

Die Ursache für Gicht sind Harnsäureablagerungen, die zu einer plötzlichen sehr schmerzhaften Gelenkentzündung führen. Meist ist es die Großzehe an der nach längerer Fußbelastung, wie etwa einer Wanderung, ein Gichtanfall ausgelöst wird. **BRYONIA D12** ist hier ein hilfreiches Mittel, wenn das Gelenk eine entzündliche rote Schwellung aufweist, die Schmerzen stechend sind, kalte Auflagen lindern und jede noch so geringe Bewegung sehr schmerzhaft ist, dagegen Ruhigstellung bessert.

Wird dagegen bei heftiger Gelenkentzündung der Schmerz durch Bewegung und durch Wärme gebessert, wobei Ruhe und kalte Auflagen verschlimmern, so ist **RHUS TOXICODENDRON D30** angezeigt.

Handelt es sich um eine Gelenkschwellung und Entzündung von blassem Aussehen, die sich eigenartigerweise durch Eintauchen in kaltes Wasser bessert, ist meist **LEDUM D12** das Heilmittel.

■ SIEHE AUCH KAPITEL
»Gelenkentzündung, S. 31«
»Schleimbeutelentzündung, S. 72«

GRIPPALER INFEKT, ERKÄLTUNGSGRIPPE, FIEBER

Grippale Infekte und Erkältungen setzen oft unerwartet und plötzlich ein. Deshalb sollte man besonders bei steigendem Fieber rasch beginnen, das Immunsystem mit homöopathischen Mitteln zu mobilisieren, um den Infekt aufzuhalten oder zumindest zu erreichen, dass er sehr gemildert abläuft. Im Akutzustand werden die Mittel bis zur Besserung häufiger eingenommen.

Bei den ersten Anzeichen eines Infektes, etwa Niesen, fieberheißer Kopf, löst man je 5 Kügelchen **ACONITUM D12** und **MERCURIUS SOLUBILIS HAHNEMANNI D12** in einer Tasse Wasser auf und trinkt diese Lösung innerhalb von 2 bis 3 Stunden schluckweise aus. Erfahrungsgemäß kann man damit oft schon im Frühstadium den Infekt aufhalten.

Bei einer Grippe oder Erkältung mit und ohne Fieber, kann man schneller und gezielter mit homöopathischen Mitteln helfen, wenn man die Art und Weise des Auftretens der Beschwerden berücksichtigt.

Bei überfallartiger Grippe mit pochenden Schmerzen im Kopf, mit Halsschmerzen, Ohrenschmerz (Mittelohrentzündung) mit Husten und Fieber, bei schwitzig dampfendem Gesicht nimmt man **BELLADONNA D30** als Folgemittel nach **ACONITUM D12** und **MERCURIUS SOLUBILIS HAHNEMANNI D12**.

Gegen die katarrhalische Kopfgrippe mit Nackenschmerz, über Schläfen zur Stirn ausstrahlend, Nervosität, Zittrigkeit und Benommenheit, ist **GELSEMIUM D30** ein schnelles Heilmittel.

Knochen-, Muskelschmerz, Frostschauer, Fieberschübe lassen sich oft rasch mit **EUPATORIUM PERFOLIATUM D6**, einem häufig angezeigten Grippemittel, beseitigen.

Empfindet man den ganzen Körper so, als wäre er wund und zerschlagen, das Bett zu hart und jede Berührung unerträglich, dann kann **ARNICA D12** helfen.

Grippe und wässriger Schnupfen, Appetitlosigkeit, Schwächegefühl, blasses Aussehen, viel Durst, sind Hinweise auf **ARSENICUM ALBUM D12**.

Brustgrippe mit stechendem Brustschmerz, Gliederschmerzen bei geringster Bewegung oder Rippenfellreizung und einfache Bronchitis heilt **BRYONIA D12**.

Sind die Lungen und Bronchien (Bronchitis) stärker betroffen, ist **PHOSPHORUS D12** das passende Mittel.

Gegen Bronchialkatarrh mit Husten und zähem Auswurf bei asthmatischer Bronchialenge ist **IPECACUANHA D12** ein vorzügliches Mittel.

Bei stinkendem Atem mit Hals- und Mandelentzündung (Tonsillitis) denke man an **MERCURIUS SOLUBILIS HAHNEMANNI D12**.

Wenn Grippe und Fieber durch Erkältung und Verkühlung hervorgerufen werden oder durch Nasswerden bei kaltem, regnerischem Wetter, hilft **RHUS TOXICODENDRON D30**.

Verstecktes Fieber, Frösteln, verstopfte Nase, Kopfschmerz, evtl. zusammen mit Magen-Darm-Störungen, werden mit **NUX VOMICA D6** behandelt.

Übellaunigkeit, Gereiztheit, Ohrenschmerz, Mittelohrentzündung, Halsschmerz oder Kopfschmerz finden in **CHAMOMILLA D30** ein großes Heilmittel. Es ist gleichermaßen bei gereizten Kindern und Erwachsenen als erstes Mittel angezeigt.

WIEDERKEHRENDE GRIPPE UND INFEKTE:

Fortbestehende Restzustände nach Grippen, die nicht ausheilen wollen, können mit **SULFUR D12**, evtl. im Wechsel mit **NUX VOMICA D6**, erfolgreich beendet werden.

Bleiben bei einer Grippe Schwäche und Schmerzen zurück, so nehme man **CHINA D12**.

Bei allen Infekten und Entzündungen, die nicht richtig ausheilen wollen, denke man an **ECHINACEA D1** zur Stärkung der Abwehrkräfte. Die Einnahme erfolgt hierzu über zwei bis drei Wochen.

Eine allgemeine Erkältungsneigung und Anfälligkeit für Grippe, Erkältungen und Infekte lässt sich mit der Einnahme von **CALCIUM CARBONICUM HAHNEMANNI D12** über einige Wochen bessern. In solchen Fällen besteht oftmals Schweißneigung an Händen, Füßen und Kopf.

SIEHE AUCH KAPITEL
»Hals- und Rachenschmerzen, S. 37«
»Husten und Heiserkeit, S. 42«
»Schnupfen und Heuschnupfen, S. 75«

HÄMORRHOIDEN

Nicht selten behindern Hämorrhoiden jede körperliche oder sportliche Tätigkeit ganz wesentlich.

Bei blutenden, schmerzhaften und brennenden Hämorrhoiden setzt man vor allem ein: **AESCULUS D6** mit **HAMAMELIS D6**, im Wechsel oder auch gleichzeitig gegeben, 3-mal täglich je 5 Kügelchen.

Vorzüglich hat sich auch bei hervortretenden und stark geröteten Hämorrhoidalknoten **LACHESIS D12** bewährt.

Hämorrhoiden bei Stuhlverstopfung mit Afterrissen und Blutungen sprechen oft gut auf **NUX VOMICA D6** an.

Gegen kirschengroße, sehr schmerzhafte, stark blutende Hämorrhoiden hilft oftmals **MERCURIUS SOLUBILIS HAHNEMANNI D12**.

Bei lang anhaltenden chronischen Hämorrhoiden, die ständig nässen, jucken und brennen, nimmt man über mehrere Tage 5 Kügelchen **SULFUR D12**.

HALS- UND RACHENSCHMERZEN

Plötzliche Halsschmerzen sind oft ein Hinweis auf eine Erkältung oder einen beginnenden Grippalen Infekt. Deshalb nimmt man auch im Anfangsstadium bei solchen Beschwerden **ACONITUM D12** und **MERCURIUS SOLUBILIS HAHNEMANNI D12**, wie in der Rubrik »Grippaler Infekt, Erkältungsgrippe, Fieber« beschrieben. Ebenso ist **ECHINACEA D1** ein bekanntes Mittel zur Stärkung der Abwehrkräfte.

Gegen die vielfältigen Arten, Anzeichen und Ursachen von Halsschmerzen gibt es eine Reihe ausgezeichneter Mittel in der Taschenapotheke:

Halsschmerz, der beim Schlucken auftritt und über Nacht angeflogen kommt oder sich nachts verstärkt, sodass man aufwacht, verlangt **LACHESIS D12**. Vornehmlich handelt es sich bei *Lachesis* um einen linksseitigen Halsschmerz.

Akute Hals- oder Mandelentzündung (Tonsillitis) mit hohem Fieber, Schluckschmerzen, trockenem Husten, rotem Rachen, behandelt man mit **BELLADONNA D30**. Es folgt meist nach *Aconitum*, wenn rotes, schweißiges Gesicht und zugleich Kopfschmerzen vorhanden sind.

Stinkender Mundgeruch durch chronische eitrige Halsentzündung wird mit **MERCURIUS SOLUBILIS HAHNEMANNI D12** behandelt.

AESCULUS D6 passt zu Halsschmerzen, wenn Hals und Rachen gerötet sind und ein starkes Trockenheitsgefühl mit Brennen wie Feuer vorherrscht, sodass die eingeatmete Luft buchstäblich wehtut.

Besteht bei den Halsschmerzen ein Engegefühl, so, als wäre der Hals wie zugeschwollen und zugeschnürt, ist das Zäpfchen am Gaumen dick geschwollen und sind die Mandeln rot wie Feuer, hat sich **APIS MELLIFICA D12** bewährt.

BRYONIA D12 ist angezeigt bei stechendem Schluckschmerz, trockenem Hals, Bronchialschmerz und Brustgrippe, meist mit Husten beim Betreten warmer Räume.

Wird Halsschmerz ausgelöst durch Unterkühlung, nasskaltes, feuchtes Wetter, auch im Zusammenhang mit einer Erkältungsgrippe, so hat sich **RHUS TOXICODENDRON D30** als wirkungsvoll erwiesen.

Halsschmerz, der beim Schlucken bis in die Ohren ausstrahlt, oft verbunden mit Husten, Gliederschmerzen, Gereiztheit und Übellaunigkeit, wird rasch mit **CHAMOMILLA D30** gebessert. *Chamomilla* hat sich auch als Grippemittel und Ohrschmerzmittel bei Kindern bewährt, besonders bei zornigen Kindern in der Zahnungsphase.

CAUSTICUM HAHNEMANNI D12 hilft, wenn rohes, wundes Gefühl in Kehle und Brust mit Husten und Heiserkeit einhergehen und Trinken von kaltem Wasser den Schmerz (Halsgrippe) bessert.

Auch **PHOSPHORUS D12** heilt Husten und Wundheitsgefühl bei Halsschmerz, jedoch meist im Zusammenhang mit Bronchitis und Erkältung, die in der Lunge sitzen.

BEACHTE: Die Arzneien *Phosphorus* und *Causticum Hahnemanni* sind zueinander unverträglich und sollten deshalb nicht zusammen oder unmittelbar nacheinander genommen werden.

■ SIEHE AUCH KAPITEL
»Grippaler Infekt, Erkältungsgrippe, Fieber, S. 33«
»Husten und Heiserkeit, S. 42«
»Schnupfen und Heuschnupfen, S. 75«

HARNWEGSINFEKTE

Liegt eine Erkältung zugrunde, kommen die Mittel wie bei der Erkältungsgrippe zur Anwendung!

Ansonsten ist zu beachten:
Bei plötzlichem, stürmischem Entzündungsbeginn, Fieber, Schmerzen in der Blase und Harnröhre, vorwiegend ausgelöst durch trockene Kälte, ist **ACONITUM D12** passend.

Ein ebenfalls rascher Beginn einer Harnwegsentzündung mit Schweiß, kalten Händen und Füßen, Fieber, schmerzhafter Blasengegend und Blasenkrämpfen wird mit **BELLADONNA D30** behandelt. Belladonna folgt nach *Aconitum*.

Bei brennenden Schmerzen beim Wasserlassen, wenn trotz häufigen Harndrangs wenig Urin abläuft und die letzten Tropfen in der Harnröhre heftig brennen, sollte man an **APIS MELLIFICA D12** denken.

Bei ständigem Harndrang mit Brennen am Beginn des Wasserlassens und Neigung zu häufig wiederkehrenden Blasen- und Harnröhrenentzündungen nimmt man **MERCURIUS SOLUBILIS HAHNEMANNI D12**.

Ist die Harnwegsentzündung die Folge von nassen Füßen, Unterkühlung und Nasswerden oder auch kaltem Baden, so ist **RHUS TOXICODENDRON D30** ein geeignetes Mittel.

Bei Harnwegsinfekten ist auch **ECHINACEA D1**, intensiv eingenommen, ein probates Mittel.

Allgemeine Blasenschwäche mit unwillkürlichem Urinabgang beim Husten, Niesen oder bei sonstiger geringer Anstrengung lässt sich mit **CAUSTICUM HAHNEMANNI D12** beheben, besonders wenn wiederholt in der Harnröhre Brennen und Wundheitsgefühl verspürt wird.

Harnröhrenentzündung mit eitrigem Ausfluss bei Blasenschwäche und Bettnässen ist ein Fall für **PULSATILLA D6**, besonders bei Kindern.

■ **SIEHE AUCH KAPITEL**
»Entzündungen, S. 28«

HERZKLOPFEN

Herzklopfen, welches nach Schreck und durch Erregung auftritt, lässt sich oft rasch mit **ACONITUM D12** beseitigen.

Entsteht Herzklopfen durch Erwartungsspannung oder Lampenfieber, z. B. vor einem aufregenden Ereignis oder nach aufregenden Nachrichten, dann ist **GELSEMIUM D30** ein geeignetes Mittel.

Liegt nur das Gefühl von Herzklopfen mit Engegefühl im Hals vor, hat sich **LACHESIS D12** mit **BELLADONNA D30** bewährt.

Nach opulenten Mahlzeiten und dadurch aufgeblähtem Bauch lässt sich aufkommendes Herzklopfen mit **NUX VOMICA D6** und **PULSATILLA D6**, mehrmals genommen, beheben.

Herzklopfen nachts, mit Angst, Erregung und Schlaflosigkeit, kann mit **ACONITUM D12** beseitigt werden. Tritt dies besonders beim Liegen auf der linken Körperseite auf, hilft **PHOSPHORUS D12**.

Besteht ein Zustand von Herzklopfen mit Übernervosität und kribbelnder Erregung, so als hätte man eine Überdosis Bohnenkaffee getrunken, hilft **COFFEA D30**.

■ **SIEHE AUCH KAPITEL**

»Angst, Panik und Lampenfieber, S. 18«
»Herzschmerzen, S. 42«
»Kreislaufschwäche, Ohnmacht, Schockzustände, S. 49«
»Nervosität, S. 66«
»Überanstrengung, Überbelastung, S. 82«

HERZSCHMERZEN

ARNICA D12 ist nicht nur ein großes Mittel bei Verletzungen, es hilft auch vorzüglich bei Herzschmerzen und Kreislaufbeschwerden. Im Akutfall je 5 Kügelchen, in 10-minütigem Abstand mehrmals zusammen mit **ACONITUM D12** eingenommen, können gute Erfolge erzielt werden.

Bei Herzschmerzen mit Halszuschnürungsgefühl und Herzstolpern ist **LACHESIS D12** hilfreich.

Gegen zusammenkrampfende Schmerzen im Brustkorb ist **CUPRUM METALLICUM D12** ein passendes Mittel.

Wenn diese Mittel, vor allem bei Herzangst und Herzdruck, nicht ausreichen, hilft nachfolgend **ARSENICUM ALBUM D12**.

Herzschmerzen, die unbekannt sind, sollen ärztlich überwacht werden. Die Homöopathie ist hier nur erste Hilfe.

■ SIEHE AUCH KAPITEL
»Herzklopfen, S. 41«
»Kreislaufschwäche, Ohnmacht, Schockzustände, S. 49«

HUSTEN UND HEISERKEIT

Husten, der häufig bei Erkältungen, Grippe oder Halsentzündung auftritt, sollte nach den Anzeichen behandelt werden, wie dort in den einzelnen Kapiteln beschrieben.

Hier noch einige zusätzliche Hinweise: Man nimmt …

PHOSPHORUS D12: Bei tief sitzender Reizung im Kehlkopf und Entzündung der Bronchien mit starken brennenden Halsschmerzen, Heiserkeit. Sprechen verschlimmert.

BELLADONNA D30: Bellender und kitzelnder Husten bei Reizung der oberen Luftwege.

BRYONIA D12: Der Husten erschüttert die ganze Brust und tut weh. Auch bei Rippenfellreizung. Husten wird schlimmer, wenn man von der frischen Luft in einen warmen Raum kommt.

NUX VOMICA D6: Husten, Frösteln, Kopfschmerzen, Schnupfen, chronischer Morgenhusten.

MERCURIUS SOLUBILIS HAHNEMANNI D12: Husten, Hals-, Mandelentzündung, stinkender Atem.

LACHESIS D12: Krampfhafter Erstickungshusten, Halsengegefühl, besonders nachts und nach dem Schlafen.

CAUSTICUM HAHNEMANNI D12: Hohler, zäher Husten, Heiserkeit, Schleim, ein Schluck kaltes Wasser bessert. Angezeigt, wenn beim Husten Urin abgeht. **ACHTUNG:** *Causticum* und *Phosphorus* sind zueinander unverträglich und sollten nicht zusammen oder unmittelbar hintereinander genommen werden.

RHUS TOXICODENDRON D30: Nasswerden, kalt Baden oder Verkühlung als Ursache.

ARSENICUM ALBUM D12: Atemnot und blasses, eingefallenes Gesicht.

IPECACUANHA D12: Erstickungshusten, Bronchitis, viel zäher Schleim.

SILICEA D12: Reizhusten, ausgelöst durch die Empfindung, als ob ein Haar auf der Zunge wäre.

SIEHE AUCH KAPITEL
»Grippaler Infekt, Erkältungsgrippe, Fieber, S. 33«
»Hals- und Rachenschmerzen, S. 37«

INSEKTENSTICHE (BIENEN-, WESPEN-, SCHNAKENSTICHE)

Die Folgen von Insektenstichen können, je nach Ausmaß und Lokalisation, sehr unangenehm sein.

In den meisten Fällen hilft **LEDUM D12** als erstes Mittel.

Hat sich eine rotglänzende Schwellung, ähnlich wie bei einem Bienenstich gebildet, so passt **APIS MELLIFICA D12**.

Bösartige blau-rote Entzündungen der Stichstelle erfordern außerdem **LACHESIS D12**.

Entwickelt sich die Stichstelle so, als würde sich eine Vergiftung (z.B. durch Schmutzstoffe) anbahnen, ist **ARSENICUM ALBUM D12** angezeigt. Beginnt die Stichstelle geschwürartig zu eitern, nimmt man **MERCURIUS SOLUBILIS HAHNEMANNI D12**.

SIEHE AUCH KAPITEL
»Wunden – Wundbehandlung, S. 85«

INSEKTENSTICHALLERGIE

Immer häufiger treten Allergien auf Insektenstiche wie Bienen-, Wespen- oder Schnakenstiche auf. Die akute allergische Reaktion muss ärztlich betreut werden, vor allem, wenn das Allgemeinbefinden gestört wird.

Die Homöopathie kann aber auch eine sehr gute Unterstützung im Zuge der Ersten Hilfe bei den allergischen Reaktionen auf Insektenstiche sein. Man nimmt **APIS MELLIFICA D12** und **CALCIUM CARBONICUM HAHNEMANNI D12** rasch im Wechsel, notfalls alle 5 Minuten, bis zur Besserung.

Tritt Halsengegefühl auf, nimmt man, bis die ärztliche Behandlung beginnt, **LACHESIS D12**, ebenfalls mehrmals bis zur Besserung.

Wenn auf der Haut juckende, brennende Bläschen oder nesselartige Quaddeln auftauchen, passt **RHUS TOXICODENDRON D30**.

■ **SIEHE AUCH KAPITEL**
»Allergien, S. 16«

KOPFSCHMERZ UND MIGRÄNE

Der Kopfschmerz hat viele »Gesichter« und kann durch die verschiedensten Ursachen und Organerkrankungen ausgelöst werden.

Für den raschen Einsatz kann man die Mittel je nach Ursache oder Art des Auftretens des Kopfschmerzes wählen.

KOPFSCHMERZ NACH DER URSACHE:

- Durch Schlag oder Fall auf den Kopf: **ARNICA D12**.
- Nach Verletzungen, Gehirnerschütterung: **ARNICA D12** und **NATRIUM SULFURICUM D12** mit einer wöchentlichen Zwischengabe von **BELLADONNA D30**.

■ Als Folge von körperlicher Arbeit oder sportlicher Anstrengung, z. B. Gewichtheben: **RHUS TOXICODENDRON D30**, evtl. im Wechsel mit **CALCIUM CARBONICUM HAHNEMANNI D12**.

■ Folgen von Nasswerden, Unterkühlung oder bei Erkältungsgrippe: **RHUS TOXICODENDRON D30**.

■ Als Folge von starker Sonnenbestrahlung: **LACHESIS D12** und **HYPERICUM D6** im Wechsel.

■ Durch Kreislaufstörungen, Wetterfühligkeit und bei vegetativer Belastung: **VERATRUM ALBUM D6**, in kurzen Abständen wiederholen.

■ Bei erhöhtem Blutdruck mit hochrotem Kopf: **ACONITUM D12**.

■ Nach jeder Erregung, ob freudig oder traurig: **COFFEA D30**.

■ Nach Ärger, Zorn mit Übellaunigkeit und Gereiztheit: **CHAMOMILLA D30**.

■ Nach zu viel Alkoholgenuss oder bei Magen-Darm-Störungen: **NUX VOMICA D6** als »Katermittel«.

■ Nach geistiger Überbeanspruchung mit großer Erschöpfung, Zittrigkeit und depressiver Stimmungslage: **ZINCUM METALLICUM D12**.

■ Bei Erkältungen mit verstopfter Nase, sowohl am Beginn, als auch am Ende eines Infektes: **NUX VOMICA D6**.

■ Bei plötzlichem Beginn eines Infektes mit rotem trockenem Fiebergesicht: **ACONITUM D12**.

■ Plötzlicher Kopfschmerz, etwa zu Beginn einer Grippe, jedoch mit rotem dampfigem Fiebergesicht: **BELLADONNA D30**.

- Als Überbleibsel einer Grippe: **NUX VOMICA D6**, im Wechsel mit **CALCIUM CARBONICUM HAHNEMANNI D12**.
- Ausgelöst durch einen Schreck: **ACONITUM D12** im Wechsel mit **GELSEMIUM D30**.
- Nach unguten, aufregenden Nachrichten: **GELSEMIUM D30**.

KOPFSCHMERZ NACH ART UND WEISE:

- Von der Halswirbelsäule über Schläfen zur Stirn ausstrahlend mit Benommenheit und Schläfrigkeit: **GELSEMIUM D30**, evtl. mit **BELLADONNA D30** im Wechsel.
- Mit Nasenkatarrh: **ACONITUM D12** und nachfolgend **ARSENICUM ALBUM D12**.
- Stirn- und Scheitelkopfschmerz, pochend mit Blutandrang zum Kopf, plötzlich auftretend: **BELLADONNA D30**.
- Mit Zahnschmerz oder Ohrenschmerz, der einen »verrückt« macht: **CHAMOMILLA D30**, im Wechsel mit **COFFEA D30**.
- Mit Schwindel, Übellaunigkeit, ausgelöst durch zu wenig Schlaf, Fahren im Wagen oder Schiff, auf Reisen: **COCCULUS D6**.
- Mit Gliederschmerzen, schlimmer nach Hinlegen, mit Schmerzhaftigkeit der Augäpfel, auch Grippekopfschmerz: **EUPATORIUM PERFOLIATUM D6**.
- Rheumatische, neuralgische, stechende Kopfschmerzen, schlimmer beim Gehen und bei geringster Bewegung, sogar bei Bewegung der Augäpfel oder beim Husten und Niesen: **BRYONIA D12**.

HINWEIS: Tritt Kopfschmerz zusammen mit einer anderen Erkrankung auf, etwa Grippe, sollte auch unter dem Kapitel der jeweiligen Erkrankung nachgelesen werden.

SIEHE AUCH KAPITEL
»Grippaler Infekt, Erkältungsgrippe, Fieber, S. 33«
»Nackensteifheit und Halswirbelsäulensyndrom, S. 64«
»Schmerzzustände, S. 73«

KRAMPFADERN (VARIZEN), VENENENTZÜNDUNGEN

Krampfadern oder Varizen sind ebenfalls einer homöopathischen Behandlung gut zugänglich. Verständlicherweise lassen sich die nicht zu ausgeprägten Formen der ausgeweiteten Beinvenen günstiger beeinflussen.

Varizen (Krampfadern) stellen eine gewisse Form von Bindegewebsschwäche dar. Zur Vermeidung oder Verbesserung sollte als Basismittel **CALCIUM CARBONICUM HAHNEMANNI D12** oder **SULFUR D12** über längere Zeit 2-mal täglich eingenommen werden. Ebenso ist **CALCIUM CARBONICUM HAHNEMANNI D12** ein wertvolles Mittel bei Lymph- und Venenstauungen sowie zur Vorbeugung von Venenthrombosen.

Eine sehr gute Wirkung bei allen Arten von Venenerkrankungen und venösen Blutstauungen, wie beispielsweise Krampfadern oder Hämorrhoiden, hat **AESCULUS D6**. Auch zur Thrombosevorbeugung eingenommen, bei entsprechender Veranlagung, ist **AESCULUS D6** hilfreich.

Bei den kreislaufbelastenden und kreislaufbedingten Varizen sowie bei Neigung zu Venenthrombosen, bei vorausgegangener

Venenentzündung, lassen sich mit **ARNICA D12**, 2-mal täglich über mehrere Wochen eingenommen, gute Erfolge erzielen.

Bei entzündeten und schmerzhaften Venen (Phlebitis) hat sich **HAMAMELIS D6**, 3-mal täglich, nach **ARNICA D12**, oft hilfreich gezeigt.

Kommt es bei der Venenentzündung zu einer schmerzhaften Schwellung des Beines oder zum Knöchelödem, kann oft **APIS MELLIFICA D12**, 3-mal täglich eingenommen, rasche Abhilfe bringen.

Die Venenentzündung mit pulsierenden Schmerzen, ebenso die flächenhafte hochrote, infektiöse Entzündung der Haut, kann mit **LACHESIS D12** und **BELLADONNA D30** heilen, im Akutfall etwa 3-mal täglich einnehmen und bei Besserung wieder aussetzen.

Der Spannungsschmerz gestauter Venen, der durch langes Stehen oder Sitzen in Beinen und Händen entsteht, lässt sich meist mit **PULSATILLA D6** beheben.

■ SIEHE AUCH KAPITEL
»Lymphstauungen, Venenstauungen, Thrombosevorbeugung, S. 58«

KREISLAUFSCHWÄCHE, OHNMACHT, SCHOCKZUSTÄNDE

Gleichgültig, ob es sich um eine einfache Kreislaufschwäche, Schock nach schwerer Verletzung oder um eine Ohnmacht aus einem anderen Grund handelt: **VERATRUM ALBUM D6** und **ARNICA D12** sollten immer gegeben werden.

- **VERATRUM ALBUM D6** bei drohendem Kreislaufversagen (Kollaps) mit Übelkeit, Schwindel, Schweißausbruch und Schwarzwerden vor den Augen.
- **ARNICA D12** besonders bei Kreislaufversagen nach Überanstrengung oder Verletzung.
- Bei Kollaps und einem Gefühl wie »sterbenselend« ist **ARSENICUM ALBUM D12** angezeigt.

Im Akutstadium können diese 3 Mittel zusammen in 10-minütigem Abstand mehrmals hintereinander gegeben werden, bis eine Besserung eintritt.

Inneres erregtes Zittern mit Sehstörungen und Schwäche bei psychischen Belastungen und Herausforderungen behebt **GELSEMIUM D30**.

COCCULUS D6 ist erprobt bei Kreislaufschwächen mit Schwindel und Benommenheit, oft hervorgerufen durch zu wenig Schlaf. Es behebt auch Kreislaufstörungen, die durch Fahren (Auto, Schiff, Flugzeug usw.) ausgelöst werden.

Treten plötzliche Erschöpfung und Ohnmacht auf, besonders bei feinfühligen, empfindsamen Menschen, ausgelöst durch aufregende Sinneseindrücke und Reize, so ist **PHOSPHORUS D12** ein passendes Mittel. Häufig spürt der Patient Herzklopfen, wenn er auf der linken Seite liegt.

Tagsüber müde, schwach und schläfrig, aber nachts schlaflos und unruhig zu sein, ist ein Hinweis auf **CAUSTICUM HAHNEMANNI D12** (nicht unmittelbar vor, nach oder zusammen mit Phosphor geben).

Bei Ohnmächtigwerden und Kreislaufversagen nach Schreck hilft **ACONITUM D12**.

Die Ohnmacht durch Zornesausbruch kann mit **CHAMOMILLA D30** behoben werden.

Bleiben als Folgen eines Schocks Angst und Schrecken zurück, so gibt man zuerst eine Gabe **GELSEMIUM D30**, dann **ARNICA D12** über mehrere Tage und danach jeden Tag **ACONITUM D12** mit **ARSENICUM ALBUM D12** im Wechsel, bis sich die Symptome bessern.

Bleiben nach schwächenden Krankheiten oder Operationen Kreislaufstörungen mit Schwäche zurück, so hilft **CHINA D12** als Wiederherstellungsmittel.

CALCIUM CARBONICUM HAHNEMANNI D12 wird als grundsätzliches Mittel eingesetzt bei konstitutioneller Schwäche bei Erwachsenen und Kindern, die zu Fettleibigkeit, Schwitzen und rascher Erschöpfung neigen.

■ SIEHE AUCH KAPITEL
»Angst, Panik und Lampenfieber, S. 18«
»Herzklopfen, S. 41«
»Herzschmerzen, S. 42«
»Schwächezustände, S. 77«
»Überanstrengung, Überbelastung, S. 82«

KREUZSCHMERZEN UND ISCHIASSCHMERZEN

Rückenschmerzen in der Gegend von Lendenwirbeln und Kreuzbein sind bei körperlich Aktiven ein relativ weit verbreitetes Krankheitsbild. Verrenkung, Überbeanspruchung, Wirbelsäulenschäden und Bandscheibenschäden sind die häufigsten Ursachen. Handelt es sich um eine Verrenkung, so kommen die Mittel der Rubrik »Bänderzerrung, Verrenkung, Verstauchung« infrage.

Häufig sind es die ischiasähnlichen Schmerzen, die von der Bandscheibe über das Kreuzbein bis in den Oberschenkel, ja sogar bis in die Waden ausstrahlen und bewegungsunfähig machen. In diesen Fällen haben sich homöopathische Arzneimittel bei der Beseitigung der Beschwerden als zuverlässig erwiesen:

Hat man sich überhoben, verrenkt oder überanstrengt, passt **ARNICA D12**.

Bei Prellung, z.B. nach Sturz, kommt **RUTA D6**, bei Verstauchung **SYMPHYTUM D6** und bei Steißbeinschmerz **HYPERICUM D6** zur Anwendung.

AESCULUS D6 ist angezeigt bei Schwächegefühl in der Wirbelsäule und Rückenschmerzen über Kreuzbein und Hüften, die sich beim Bücken und Gehen verschlimmern.

Entlang dem Ischiasnerv nach unten ausstrahlende Schmerzen der Lumbosakralgegend, die das Gehen behindern, lassen sich oftmals mit **COCCULUS D6** beheben.

Tief in der Wirbelsäule oder in allen Knochen sitzender Schmerz, oftmals im Zusammenhang mit Grippe, ist ein Hinweis für **EUPATORIUM PERFOLIATUM D6**.

Zusammenziehende, rheumatische, stechende Schmerzen, Muskelverspannungen im Kreuz, die am Morgen im Bett schlimmer sind, bessern sich häufig durch **NUX VOMICA D6**.

Heftige, oft blitzartig einschießende Rückenschmerzen, die sich bei der geringsten Bewegung oder auch nach längerem Gehen verschlimmern und in Ruhe besser werden, haben in **BRYONIA D12** ein gutes Heilmittel.

Wird dagegen der Schmerz durch Bewegung gebessert, vor allem, wenn er nach körperlicher Überanstrengung, Erkältung oder Durchnässung auftritt, so wird **RHUS TOXICODENDRON D30** das heilende Mittel sein.

Sind die Sehnen und Bänder der Wirbelsäule und Wirbelgelenke gereizt und entzündet, wie nach einer Prellung, sollte **RUTA D6** angewendet werden. Es wirkt hervorragend bei ausstrahlenden Ischiasbeschwerden im Wechsel mit **COCCULUS D6**.

In plötzlichen Fällen von Rücken- oder Ischiasschmerzen, die meist auch einer massiven ärztlichen Schmerztherapie trotzen, kann man folgendermaßen, wenn auch etwas unhomöopathisch, vorgehen: Man löst zwei oder drei der oben beschriebenen Mittel (jeweils 5 Kügelchen), die auf das Beschwerdebild am besten zutreffen, durch ständiges Umrühren mit einem Holzlöffel in ca. 1/4 Ltr. Wasser auf und nimmt alle 30 Minuten einen Schluck, bis Schmerz und Entzündung zurückgehen. Dann trinkt man seltener oder hört mit der Einnahme auf.

Über Jahre chronische, immer wiederkehrende Kreuzschmerzen oder Ischialgien erfordern die Einnahme von **SULFUR D12** im Wechsel mit **CALCIUM CARBONICUM H. D12**. *Sulfur* ist auch das Mittel der Wahl, wenn sich mit anderen Homöopathika kein rechter Behandlungserfolg einstellen will. **CALCIUM CARBONICUM H. D12** ist angezeigt, wenn eine Schwäche der Konstitution oder des Bindegewebes vorhanden ist.

Für spezifische Fälle von Kreuzschmerz oder Ischialgien gibt es in der Homöopathie außerdem noch eine Reihe zuverlässiger Mittel, die in der Taschenapotheke nicht untergebracht werden konnten.

Mit den Mitteln der Homöopathie kann man in der Regel eine rasche Linderung der Beschwerden erreichen und in aller Regel auf die schweren Geschosse der Chemotherapien verzichten. Außerdem sind nach meiner Erfahrung bei solchen Beschwerden die homöopathischen Mittel auch den chemisch-synthetischen Mitteln, auf Dauer gesehen, weit überlegen.

SIEHE AUCH KAPITEL

»Bänderzerrung, Verrenkung, Verstauchung, S. 21«
»Gelenkentzündung, S. 31«
»Nackensteifheit und Halswirbelsäulensyndrom, S. 64«
»Sehnenentzündung, Sehnenreizung, Tendinosen, S. 79«

LEISTUNGSSTEIGERUNG, LEISTUNGSVERBESSERUNG

Grundsätzlich wünschen sich alle aktiven Menschen eine körperliche und psychische Fitness, um gegen die alltäglichen Belastungen gewappnet zu sein. Auch der sportlich Aktive sucht seine Best- und Höchstform für einen Wettkampf.

Mit homöopathischen Mitteln lassen sich die Körperfunktionen optimieren, ungenutzte Kräfte frei machen und aktivieren. Ebenso kann eine schwächliche Konstitution gestärkt werden.

Körperlicher Leistungsabfall ist eng verbunden mit psychisch-vegetativen Störungen, ausgelöst durch Stress, Ärger, Sorgen, Ängste usw. Bei der Harmonisierung des körperlich-seelischen Gleichgewichtes hat die Homöopathie, wie kaum eine andere Heilmethode, tief regulierende – und dazu nebenwirkungsfreie – Möglichkeiten:

Fühlt man sich am Ende seiner Kräfte, breiten sich tiefe Verzweiflung und Ängste besonders nachts und beim Alleinsein aus, so ist **ARSENICUM ALBUM D12** ein tief greifendes Heilmittel.

Ein großes Kräftigungsmittel, z.B. nach auszehrenden Erkrankungen, Fieber, Operationen mit Blutverlust, ebenso zur Appetitanregung oder als Tonikum usw., ist **CHINA D12**.

Bei Erschöpfung, Nervosität, Schwindel, Zittern, Schlafmangel oder bei Reisekrankheit wird die Leistung mit **COCCULUS D6** wiederhergestellt.

Zunehmende lähmungsartige Schwäche von Körper und Geist, fortschreitende Abwehrschwäche, Schwindel beim Kopfdrehen wird durch **CONIUM D12** aufgehalten. Dieses Mittel hilft auch bei Infektanfälligkeit mit Drüsen- und Lymphknotenverhärtungen.

Ein allgemeines Tonikum zur Leistungsverbesserung bei körperlicher Anstrengung ist **ARNICA D12**.

Versagensangst, Erregung und Lampenfieber können zu einer Art lähmenden, nervösen Schwäche (Blackout) mit innerem Zittern und Verspannung führen. Dagegen ist **GELSEMIUM D30** ein ausgezeichnetes Heilmittel, z.B. bei Prüfungen oder Wettkämpfen usw.

Eine breite grundsätzliche Schwäche, vor allem Nervenschwäche mit äußerlichem Zittern und Unruhegefühl in den Beinen, spricht gut auf **ZINCUM METALLICUM D12** an.

Um die Leistung nach einem Schreck oder Schock wiederherzustellen und vorhandene Schwäche und Angst aufzuheben, nimmt man **ACONITUM D12**.

Sind Reizbarkeit, Launenhaftigkeit, Zorn, Überempfindlichkeit die Ursache für eine Leistungsschwäche, so kann dieser Zustand durch **CHAMOMILLA D30** wieder in Harmonie und Entspannung gewandelt werden.

LEISTUNGSSTEIGERUNG BEI SCHWÄCHLICHER KÖRPERLICHER VERANLAGUNG kann auch mit homöopathischen Mitteln durch Entwicklung der ***KONSTITUTION*** deutlich gefördert werden.

So benötigt der hochgewachsene, zarte, feinfühlige Mensch mit einer temperamentvollen Übersensibilität gegen Berührung, Lärm, Gerüche, Dunkelheit, aber auch wegen Empfindlichkeit gegenüber dem Wetter (z. B. Gewitter) oft **PHOSPHORUS D12**.

Dagegen eignet sich **SILICEA D12** für ebenfalls feingliedrige, grazile, aber bindegewebsschwache, wirbelsäulenschwache Menschen, denen es an ausreichendem Selbstvertrauen und psychischer Dynamik fehlt.

Für den chaotisch veranlagten, schlampigen, an Körper und Kleidung schmuddeligen Menschen, dem jede Leistung gleichgültig ist, passt in der Regel **SULFUR D12**.

Menschen, die eine rasche Ermüdbarkeit bei körperlicher und geistiger Arbeit zeigen, die in ihrer Veranlagung dicklich, pastös und aufgedunsen sind, zum Schwitzen und zu Erkältungen neigen, können ihre allgemeine Basis zur Leistungssteigerung mit **CALCIUM CARBONICUM HAHNEMANNI D12** verbessern.

■ SIEHE AUCH KAPITEL
»Kreislaufschwäche, Ohnmacht, Schockzustände, S. 49«
»Schwächezustände, S. 77«

LUXATIONEN (AUSRENKUNG)

Luxationen kommen bei ruckartigen Bewegungen, bei Stürzen und relativ oft bei Sportlern vor.

Bei Skiläufern, Handballspielern und Boxern luxiert häufig das Daumengrundgelenk. Schulter- und Schlüsselbeinluxationen kommen gehäuft beim Judo und Ringen vor.

Alle schmerzhaften Gelenkluxationen sollten im Anschluss an eine evtl. notwendige Reposition des Gelenkes mit **SYMPHYTUM D6**, **RHUS TOXICODENDRON D30**, **ARNICA D12** und evtl. **LEDUM D12** im Wechsel behandelt werden. Diese Mittel beheben in den meisten Fällen den Schmerz und normalisieren die Gelenkfunktion nach Luxationen oder Subluxationen.

Sind Nervverletzungen dabei, hat sich **HYPERICUM D6** bewährt.

Die gleichen Mittel werden gegeben, wenn die Verletzung lediglich im Verdrehen oder Verrenken der Gelenke bzw. Dehnen von Gelenkbändern oder -kapseln besteht.

In hartnäckigen, langwierigen Fällen mit zurückbleibenden Restbeschwerden sollte man zusätzlich **CALCIUM CARBONICUM HAHNEMANNI D12** und **SULFUR D12** versuchen.

■ SIEHE AUCH KAPITEL
»Bänderzerrung, Verrenkung, Verstauchung, S. 21«
»Prellungen, Quetschungen, S. 68«
»Sehnenentzündung, Sehnenreizung, Tendinosen, S. 79«

LYMPHSTAUUNGEN, VENENSTAUUNGEN, THROMBOSEVORBEUGUNG

Meist sind stundenlanges Sitzen und Stehen etwa auf Reisen im Auto, Flugzeug oder Omnibus die Ursachen für Lymph- und Venenstauungen. Mit den nachfolgend beschriebenen Arzneien lässt sich auch gegen Venenthrombosen der Beine vorbeugen. Menschen mit bekanntem Thromboserisiko sollten sich außerdem auch ärztlich beraten lassen.

Aber auch nach Verletzungen, Operationen oder nach Insektenstichen können ausgedehnte Schwellungen auftreten. Diese lassen sich mit homöopathischen Mitteln sehr gut lindern.

Blasse, teigige Flüssigkeitsstauungen im Gewebe sprechen gut auf **CALCIUM CARBONICUM HAHNEMANNI D12** und **AESCULUS D6** an. Diese Mittel sind auch zur Thrombosevorbeugung hilfreich.

Sind Schwellungen und Stauungen rot-entzündlich verändert, werden sie mit **APIS MELLIFICA D12** und **HAMAMELIS D6** zum Abklingen gebracht.

Lymphstauungen nach Verletzungen, nach Operationen und bei Wunden behandelt man zuerst mit **ARNICA D12**, dem Verletzungsmittel. Aus Erfahrung wird **ARNICA D12** auch allgemein als Gefäßtonikum angewendet.

Tritt ein Spannungsschmerz in Armen und Beinen durch Herabhängenlassen (langes Sitzen oder Stehen) auf, so nimmt **PULSATILLA D6** die Spannung.

■ **SIEHE AUCH KAPITEL**

»Krampfadern (Varizen), Venenentzündungen, S. 48«

MAGEN-DARM-STÖRUNGEN

Störungen von Magen und Darm gehören zu den häufigsten negativen Erlebnissen, nicht nur auf Reisen. Davon wird man auch zu Hause nicht verschont. Auch bei Bauchschmerzen und Koliken sollten die nachfolgenden Mittel berücksichtigt werden.

Völlegefühl, Aufstoßen, krampfender Magenschmerz nach dem Essen, vor allem nach üppigen Mahlzeiten und bei Verstopfung (auch Durchfall) sind ein Hinweis auf **NUX VOMICA D6**. Dies ist auch ein »Kater«-Mittel nach zu viel Alkohol, Kaffee oder sonstigen Genussmitteln und sorgt für eine gute Entgiftung.

Übelkeit, Erbrechen und sterbenselendes Gefühl nach Genuss von unverträglichen oder verdorbenen Speisen (Fleisch, Fisch usw.) oder nach zu viel Speiseeis erfordert **ARSENICUM ALBUM D12**.

Sind Magen und Darm verdorben und gebläht, besonders nach fetten Speisen oder nach in Öl Gebratenem, schafft **PULSATILLA D6** wirksame Abhilfe.

Eine allgemeine Verdauungsschwäche von Leber-Magen-Darm-Pankreas mit aufgeblähtem Bauch, wenn das Essen wie ein Stein im Magen liegt, lässt sich mit **CHINA D12** verbessern.

Bei schmerzhaften Bauchkrämpfen (Koliken) mit Durchfällen ist **CUPRUM METALLICUM D12** das erste Mittel.

Magenkrämpfe und kolikartige Blähungen bei einer gereizten, zornigen, ungeduldigen Stimmung verlangen nach **CHAMOMILLA D30**. Häufig auch bei Kindern angezeigt.

Aber auch **BELLADONNA D30** kann oft zügig Hilfe bringen, wenn Bauchkoliken plötzlich und wellenartig auftreten (z.B. bei entzündlichen Zuständen von Magen-Darm-, Nieren- oder Gallenwegen).

Blähsucht, stinkende Gase, Durchfälle morgens nach dem Aufstehen, Leberstörung, Leberschmerz, Sodbrennen, brauner Zungenbelag, lassen sich mit **NATRIUM SULFURICUM D12** gut behandeln.

HINWEIS: Wer seine Verdauungsstörungen am »fremden« Tisch schon kennt, kann sich vorsorglich mit **NUX VOMICA D6** und **PULSATILLA D6**, wechselweise eingenommen, helfen.

■ SIEHE AUCH KAPITEL
»Durchfallerkrankungen, S. 24«
»Entgiftung und Entschlackung, S. 26«
»Reisekrankheit, S. 69«

MITTELOHRENTZÜNDUNG

Die Mittelohrentzündung wird meist durch Infekte und Erkältungen ausgelöst. Häufig ist gleichzeitig die Nase verstopft. Kinder sind von der Mittelohrentzündung besonders häufig betroffen. Man behandelt Erwachsene und Kinder in gleicher Weise mit den homöopathischen Mitteln wie in den Kapiteln »Grippaler Infekt, Erkältungsgrippe, Fieber« und »Schnupfen und Heuschnupfen« aufgeführt. Außerdem sollte man mit abschwellenden Nasensprays oder -tropfen für freie Nasenatmung sorgen.

MUSKELFASERRISSE

Leichte und mittelschwere Fälle von Muskelfaserrissen, die nach ruckartigen Bewegungen auftreten, lassen sich mit homöopathischen Mitteln und evtl. einem Stützverband bei entsprechender Schonung sehr gut versorgen. Das Hauptverletzungsmittel ist **ARNICA D12** und bei vorausgegangener Muskelzerrung **RHUS TOXICODENDRON D30**.

Sind Sehnen durch zu große Anstrengung überdehnt, empfiehlt sich **RUTA D6**.

Wenn gleichzeitig ein Bluterguss besteht, ist **PHOSPHORUS D12** und bei Verhärtung **CONIUM D12** angezeigt.

■ SIEHE AUCH KAPITEL
»Bänderzerrung, Verrenkung, Verstauchung, S. 21«

MUSKELKATER

Als Muskelkatermittel haben sich **AESCULUS D6**, 3-mal täglich, und **ARNICA D12**, 2-mal täglich, auch vorsorglich genommen, gut bewährt. In vielen Fällen konnte bei der vorsorglichen Anwendung der Mittel auch eine muskuläre Leistungsverbesserung festgestellt werden.

Oft sind bei Muskelkater die Sehnenansätze am Knochen schmerzhaft. Hier hilft **RUTA D6**.

RHUS TOXICODENDRON D30 hilft vor allem nach der muskulären Überanstrengung.

Beim Gelenkschmerz mit Muskelkater nimmt man **SYMPHYTUM D6**.

Auch **EUPATORIUM PERFOLIATUM D6** hat sich bei den anhaltenden Knochen-, Rücken- und Muskelschmerzen, bei denen man kaum aufrecht gehen kann, bewährt.

Tritt ein Muskelkaterschmerz nur während der Bewegung auf, denke man an **BRYONIA D12**.

■ SIEHE AUCH KAPITEL
»Leistungssteigerung, Leistungsverbesserung, S. 55«
»Überanstrengung, Überbelastung, S. 82«

MUSKELKRÄMPFE, MUSKELZITTERN, WADENKRÄMPFE

Bei Muskelkrämpfen, gleichgültig ob nach körperlicher Anstrengung oder nachts im Bett, sind homöopathische Mittel zur Behandlung besonders geeignet.

CUPRUM METALLICUM D12 ist das häufigste Mittel bei Muskelkrämpfen, auch bei Wadenkrämpfen, die nachts auftreten und den Schlaf rauben.

Nächtliche Beiwnkrämpfe, die zwingen, das Bett zu verlassen und neuralgische Schmerzen zurücklassen, werden mit **CHAMOMILLA D30** beseitigt.

Zucken und ruckartige Bewegungen in der Beinmuskulatur, gepaart mit einer Unruhe, Kribbeln und dem Gefühl, die Beine besonders nachts nicht ruhig halten zu können (restless legs), behandelt man mit **ZINCUM METALLICUM D12**.

Bei Muskelkrämpfen nachts mit Steifheit der Fußgelenke und brennend heißen Füßen sollte man an **SULFUR D12** denken.

Ist eine Überanstrengung vorausgegangen, können aber auch **ARNICA D12** oder **RHUS TOXICODENDRON D30** helfen.

Wadenkrämpfe bei kalten, feuchten Füßen, evtl. mit reißenden Schmerzen in der Beinmuskulatur, werden oftmals durch das Bindegewebsmittel **CALCIUM CARBONICUM H. D12** behoben.

Krampfartiges Zusammenziehen und rheumatischer Schmerz in den Füßen und Gelenken, meist bei großer körperlicher Schwäche, sprechen gut auf **CAUSTICUM HAHNEMANNI D12** an.

Tritt Schwächegefühl mit äußerlichem und innerem Zittern auf, so hilft **GELSEMIUM D30**.

■ SIEHE AUCH KAPITEL
»Schwächezustände, S. 77«
»Schlafstörungen, S. 71«
»Überanstrengung, Überbelastung, S. 82«

NACKENSTEIFHEIT UND HALSWIRBELSÄULENSYNDROM

Die schmerzhafte Verspannung der Nackenmuskulatur, meist als Folge einer Erkältung, behandelt man zuerst mit **ACONITUM D12** und dann nachfolgend mit **BELLADONNA D30**.

Reicht dies nicht aus, vor allem, wenn eine Verrenkung vorausging und der Schmerz in Ruhe und nachts verstärkt auftritt, so sollte man an **RHUS TOXICODENDRON D30** denken.

BRYONIA D12 passt besser, wenn die Schmerzen bei und nach Bewegung heftig zunehmen.

Ist Kopfschmerz vom Nacken aufsteigend dabei, hilft **GELSEMIUM D30**. Entstanden rheumatische Beschwerden nach Durchnässen oder Erkältung, so kann ebenfalls **RHUS TOXICODENDRON D30**, aber auch **MERCURIUS SOLUBILIS HAHNEMANNI D12** Hilfe bringen.

Bei krampfartigen Schmerzen denke man an **CUPRUM METALLICUM D12**. **COCCULUS D6** hilft bei schmerzhafter Nacken-Schulter-Steifheit.

Gegen Nackenschmerzen bei Fieber und Grippe mit Schmerzhaftigkeit der Augen ist **EUPATORIUM PERFOLIATUM D6** wirksam.

■ SIEHE AUCH KAPITEL:
»Bänderzerrung, Verrenkung, Verstauchung, S. 21«
»Kreuzschmerzen und Ischiasschmerzen, S. 52«
»Sehnenentzündung, Sehnenreizung, Tendinosen, S. 79«

NASENBLUTEN

Nasenbluten und seine Behandlung wurde schon im Kapitel »Blutergüsse (Hämatome) und Blutungen nach Verletzungen« erwähnt.

Es gibt aber eine Reihe von Menschen, die konstitutionsbedingt zu Nasenbluten neigen, ohne dass eine Anstrengung oder Verletzung vorlag. Hier lohnt ein Versuch mit **CALCIUM CARBONICUM HAHNEMANNI D12**, 2-mal täglich routinemäßig eingenommen, über mehrere Wochen. Meist kann man feststellen, dass die Neigung zu Nasenbluten bei Anstrengung nachlässt.

Bei intermittierendem Nasenbluten nehme man jedoch die bereits erwähnten Mittel **ARNICA D12** und **RHUS TOXICODENDRON D30** oder auch **HAMAMELIS D6**.

Treten wiederholt kleine Sickerblutungen durch Verletzen der Nasenschleimhaut wie etwa durch Nasenbohren oder heftiges Schneuzen auf, kann die Blutung meist mit **CHINA D12** und **PHOSPHORUS D12** gestillt werden.

■ SIEHE AUCH KAPITEL
»Blutergüsse (Hämatome)
und Blutungen nach Verletzungen, S. 23«

NERVOSITÄT

Allgemein versteht man unter Nervosität verschiedene Reizzustände der Psyche, des Gemütes und des vegetativen Nervensystems. Mit homöopathischen Mitteln hat man die Möglichkeit, die gestörte Geistes- und Gemütsverfassung wieder zu ordnen und zur Harmonie zurückzubringen. Gleichzeitig hat die Homöopathie den Vorteil gegenüber anderen Medikamenten, dass sie risikolos und nebenwirkungsfrei ist und somit nicht die körperliche und geistige Fitness negativ beeinträchtigt. Es versteht sich von selbst, dass schwere und tief verankerte psychische Krankheiten nicht für die Selbstbehandlung oder für den Anfänger geeignet sind. Sie sollten vom homöopathischen Fachmann oder Arzt betreut werden.

Gegen Unruhe, Angst, Schreck, Herzklopfen, Platzangst in engen Räumen, im Flugzeug, in Tunnels sowie nächtliche Schlaflosigkeit durch Unruhe ist **ACONITUM D12** ein hilfreiches Mittel.

Lampenfieber, inneres Zittern, innere Verkrampfung, Erwartungsangst, Angst vor dem Fliegen (Flugangst), Erregung vor und nach schlechten Nachrichten lassen sich mit **GELSEMIUM D30** ausgleichen.

Übernervosität sowohl aus Freude oder auch durch andere aufregende Ereignisse mit Angst, mit Herzunruhe und Schlaflosigkeit finden in **COFFEA D30** ein gutes Heilmittel. Wenn *Coffea* angezeigt ist, verspürt man eine heftige Nervosität, so als hätte man eine Überdosis Bohnenkaffee getrunken.

Reizbarkeit, Übellaunigkeit, Zorn, Boshaftigkeit sind Gemütszustände, die gut auf **CHAMOMILLA D30** ansprechen.

Besteht Nervosität bei gleichzeitiger geistiger Ermüdung, mit allgemeiner Schwäche oder äußerlichem und innerlichem Zittern bei Erregung sowie einem unaufhörlichen Unruhegefühl in den Füßen und Beinen, kann **ZINCUM METALLICUM D12** Erleichterung bringen.

Bei Nervosität, ausgelöst durch Schlafmangel, und Überarbeitung (Nachtarbeitersyndrom) ist **COCCULUS D6** ein hilfreiches Mittel. *Cocculus* ist auch ein vorzügliches Mittel bei der »Reisekrankheit« (siehe dort).

Nervosität mit Erschöpfung nach durchgemachten Erkrankungen oder Operationen, wenn man sich schwerlich erholt, sind Hinweise auf **CHINA D12**.

CAUSTICUM HAHNEMANNI D12 ist angezeigt, wenn Nervosität und Traurigkeit, Weinerlichkeit und Mitfühlsamkeit vorliegen. Dieser eigentümliche Zustand kann ausgelöst sein durch lang anhaltenden Kummer oder geschehenes Unrecht. Eigenartigerweise bessert sich die Stimmungslage des Betroffenen bei Regen oder nassem, schlechtem Wetter.

Menschen mit allgemeiner Schreckhaftigkeit, die nervös und ungeheuer sensibel gegen äußere Einflüsse sind, wie Lärm, Licht, Gerüche und extreme Wetterlagen, die Angst und Unruhe in Dunkelheit und beim Alleinsein empfinden und unter nervösen Zuckungen des Körpers im Moment des Einschlafens leiden, werden in **PHOSPHORUS D12** ein hilfreiches Mittel finden. (Beachte: *Phosphorus* und *Causticum* sind zueinander unverträglich und sollten nicht zusammen oder unmittelbar hintereinander genommen werden.)

SIEHE AUCH KAPITEL
»Ärger, S. 16«
»Angst, Panik und Lampenfieber, S. 18«
»Herzklopfen, S. 41«
»Kreislaufschwäche, Ohnmacht, Schockzustände, S. 49«
»Überanstrengung, Überbelastung, S. 82«

PRELLUNGEN, QUETSCHUNGEN

Hier gelten zunächst als allgemeine Mittel **ARNICA D12**, **CALENDULA D6** und **HYPERICUM D6** wie im Kapitel »Wunden–Wundbehandlung« beschrieben.

Außerdem behandelt man die schmerzhafte Knochen- und Knochenhautprellung mit **RUTA D6** und **SYMPHYTUM D6**.

Bei Prellungen am Kopf nach Boxschlag oder Fall, besonders wenn Zeichen einer Gehirnerschütterung dabei waren, spricht neben **ARNICA D12** und **APIS MELLIFICA D12** auch **NATRIUM SULFURICUM D12** an, vor allem, wenn ein Spätkopfschmerz der Schädelbasis bestehen bleibt.

Prellungen der Wirbelsäule und des Brustkorbes, aber auch der Muskeln, verlangen oftmals **CONIUM D12** neben **RUTA D6**.

Bei Prellungen des Auges, evtl. mit Hämatom, denke man an **LEDUM D12**.

Quetschungen lassen sich prinzipiell wie Prellungen behandeln. Bei allen entzündlichen Vorgängen hilft zusätzlich immer **ECHINACEA D1**.

■ SIEHE AUCH KAPITEL
»Bänderzerrung, Verrenkung, Verstauchung, S. 21«
»Blutergüsse (Hämatome)
und Blutungen nach Verletzungen, S. 23«
»Gehirnerschütterung, S. 30«
»Wunden – Wundbehandlung, S. 85«

REISEKRANKHEIT

Bei der Reisekrankheit handelt es sich um Befindlichkeitsstörungen wie Erbrechen, Schwindel, Kreislaufstörungen, Schweißausbrüche usw., die durch Fortbewegungsmittel wie Auto, Bus, Schiff, Flugzeug etc. ausgelöst werden.

Wer seine Reisekrankheit kennt, kann bereits bei Reiseantritt mit der Mitteleinnahme beginnen.

COCCULUS D6 ist eines der Hauptmittel bei Reisekrankheit mit Schwindel, Übelkeit und zittriger Schwäche bei der Benutzung von Fortbewegungsmitteln. Es hilft auch gegen Beschwerden, die durch zu wenig Schlaf auf langen Reisen entstehen.

Kreislaufstörungen, Gesichtsblässe mit kaltem Schweiß, Ohnmachtsgefühl, evtl. Erbrechen mit und ohne Durchfall, behandelt man mit **VERATRUM ALBUM D6**.

Bei Erbrechen, Blähungen, Aufstoßen, alles morgens schlimmer, hilft **NUX VOMICA D6**. Auch Beschwerden durch Klimawechsel sprechen gut auf **NUX VOMICA D6** an.

Kraftlosigkeit, Schwäche, Übelkeit, Erbrechen und Schwindel, besonders beim Kopfdrehen, lassen sich mit **CONIUM D12** bessern.

Fühlt man sich sterbenselend krank und am Ende seiner Kräfte, nimmt man **ARSENICUM ALBUM D12**.

Allgemeine Beschwerden durch Klimawechsel und Zeitverschiebung (Jetlag) bessert **GELSEMIUM D30**. Sind Magen-Darm-Probleme dabei, passt oft **NUX VOMICA D6**.

Aufregung und Angst vor Auto- oder Busfahren, der Reise mit dem Schiff, dem Fliegen oder allgemein vor der Reise werden durch **GELSEMIUM D30** erträglich.

SIEHE AUCH KAPITEL
»Kreislaufschwäche, Ohnmacht, Schockzustände, S. 49«
»Magen-Darm-Störungen, S. 60«
»Wetterfühligkeit und Klimawechsel, S. 84«

SCHLAFSTÖRUNGEN

Schlafstörungen haben nach meiner Erfahrung meist psychovegetative Gründe. Trotz Müdigkeit kann man nicht schlafen, weil man durch störende, wiederkehrende Gedanken und Unruhe wach gehalten wird.

Homöopathische Mittel sind geeignet, die Gedankenmühle abzustellen. Körperliche und geistige Unruhe, störendes Herzklopfen, furchtvolle Gedanken besänftigt **ACONITUM D12**, eine Stunde vor und beim Einschlafen eingenommen.

Hellwach, wie elektrisiert, so als hätte man zu viel Bohnenkaffee getrunken, wird durch **COFFEA D30** beruhigt.

Schlaflosigkeit durch Zorn und Ärger harmonisiert **CHAMOMILLA D30**.

HINWEIS: *Aconitum*, *Chamomilla* und *Coffea* haben sich nach meiner Erfahrung auch bei Schlaflosigkeit durch Schmerzen bestens bewährt, z.B. nach Operationen oder Verletzungen. Siehe auch Kapitel »Schmerzzustände«.

Schlaflosigkeit durch aufregende Gespräche oder Nachrichten, ebenso durch Lampenfieber und Erwartungsangst behebt **GELSEMIUM D30**.

Nervosität und zuckende Beine, die keine ruhige Schlafhaltung finden und dadurch den Schlaf rauben, stellt **ZINCUM METALLICUM D12** ruhig.

Bei allgemeiner Schreckhaftigkeit, Übersensibilität der Sinne, Angst in der Dunkelheit oder Schlafwandeln ist **PHOSPHORUS D12** hilfreich – ebenso wie bei Schlafstörungen durch lebhafte Einbildungen und erregende Fantasien. Beim *Phosphorus*-Fall ist oftmals auffallend, dass der Körper im Augenblick des Einschlafens zusammenzuckt, wie durch einen elektrischen Stoß, und man auf der linken Seite liegend nicht Einschlafen kann.

Tagsüber unwiderstehliches Schlafbedürfnis, besonders nach den Mahlzeiten, aber schlaflos nachts, ist ein Hinweis auf **CAUSTICUM HAHNEMANNI D12**.

(**BEACHTE:** *Causticum* und *Phosphorus* sind zueinander unverträglich und sollten nicht zusammen oder unmittelbar hintereinander genommen werden.)

Schlaflosigkeit wegen Vollmond lässt sich mit **SILICEA D12** behandeln.

■ SIEHE AUCH KAPITEL

»Ärger, S. 16«
»Angst, Panik und Lampenfieber, S. 18«
»Herzklopfen, S. 41«
»Muskelkrämpfe, Muskelzittern, Wadenkrämpfe, S. 63«
»Nervosität, S. 66«
»Schmerzzustände, S. 73«

SCHLEIMBEUTELENTZÜNDUNG

Die akute Schleimbeutelentzündung, vor allem, wenn sie mit einem fiebrigen Zustand einhergeht, wird zuerst mit **ACONITUM D12** und nachfolgend mit **BELLADONNA D30** behandelt.

Wenn eine Verletzung durch Schlag, Fall usw. vorausgegangen ist, gibt man gleichzeitig **ARNICA D12**.

Hat sich bereits ein Schleimbeutelerguss gebildet und sind besonders stechende Schmerzen bei Bewegung vorhanden, die sich in Ruhe bessern, hilft **BRYONIA D12**.

Die chronischen Schleimbeutelerkrankungen lassen sich gut mit **SILICEA D12**, als Hauptmittel über mehrere Wochen gegeben, kurieren.

Das sog. Ganglion oder Überbein verschwindet mit **SILICEA D12** und **RUTA D6**, über lange Zeit gegeben, ziemlich sicher.

■ SIEHE AUCH KAPITEL
»Ganglion (Überbein), S. 29«
»Gelenkentzündung, S. 31«

SCHMERZZUSTÄNDE

A) ALLGEMEINE SCHMERZZUSTÄNDE

Für Schmerzzustände jeder Art haben sich nach meiner Erfahrung 3 Mittel in der Homöopathie bewährt:

CHAMOMILLA D30 nimmt dem Schmerz die Spitze und dem Patienten die ärgerliche Stimmung.

ACONITUM D12 nimmt Schmerz mit Angst-Unruhe.

COFFEA D30 hilft bei jeder Art von Akut-Schmerz und Erregung, besonders dann, wenn man schlaflos ist.

B) SPEZIFISCHE SCHMERZZUSTÄNDE

Siehe hierzu die jeweiligen Kapitel!

KNOCHEN- UND KNOCHENHAUTSCHMERZEN bessern sich auf **RUTA D6**, **SYMPHYTUM D6** und **ARNICA D12**.

Bei **NERVENSCHMERZEN** passt **HYPERICUM D6**.

Der **MUSKELSCHMERZ**, gleich welcher Ursache, der besonders nachts und in Ruhe schlimmer wird und den Patienten unruhig aus dem Bett treibt, wird im geeigneten Fall mit **RHUS TOXICODENDRON D30** behandelt. Schmerz, der bei Bewegung schlimmer wird, verlangt **BRYONIA D12**.

SCHMERZHAFTE WADENKRÄMPFE, auch nach Überanstrengung, verlieren sich meist mit **CUPRUM METALLICUM D12** und **CALCIUM CARBONICUM HAHNEMANNI D12.**

SEHNENSCHMERZEN NACH ÜBERANSTRENGUNG sprechen gut auf **RHUS TOXICODENDRON D30** an.

Bei **GLIEDERSCHMERZEN**, z. B. bei Grippe mit Zerschlagenheitsgefühl, nimmt man **EUPATORIUM PERFOLIATUM D6**, bei Bewegungsschmerz **BRYONIA D12**, infolge von Durchnässung **RHUS TOXICODENDRON D30**.

Geht dem Schmerz eine **VERLETZUNG** wie Prellung oder Schlag voraus, so ist **ARNICA D12** und nachfolgend **HAMAMELIS D6** zusätzlich angezeigt.

VERSTAUCHUNGSSCHMERZEN, besonders der Sprunggelenke mit Knöchelschwellung, sprechen oft sehr gut auf **CAUSTICUM HAHNEMANNI D12** an.

Bei Schmerz durch einen ausgedehnten **BLUTERGUSS** soll man immer auch an **LEDUM D12** und bei Verhärtungen an **CONIUM D12** denken.

Der **SPÄTKOPFSCHMERZ** nach **GEHIRNERSCHÜTTERUNG** wird vorrangig mit **ARNICA D12** und **NATRIUM SULFURICUM D12** über längere Zeit behandelt. Zusätzlich ist 1-mal wöchentlich eine Gabe **BELLADONNA D30** erforderlich.

Beachten Sie bitte auch die bei den jeweiligen Verletzungsarten genannten Mittel in den verschiedenen Kapiteln.

Mit der Einnahme des passenden homöopathischen Mittels gegen die jeweilige Erkrankung oder Verletzung wird die Heilung rasch einsetzen und somit auch der Schmerz zurückgehen.

SIEHE AUCH KAPITEL

»Herzschmerzen, S. 42«
»Kopfschmerz und Migräne, S. 45«
»Kreuzschmerzen und Ischiasschmerzen, S. 52«
»Magen-Darm-Störungen (Bauchmerzen), S. 60«
»Verbrennungen und Verbrühungen, S. 83«
»Wunden – Wundbehandlung, S. 85«

SCHNUPFEN UND HEUSCHNUPFEN

Schnupfen und Heuschnupfen sind zwar in der Ursache verschieden, im Beschwerdebild aber oft gleich, sodass sie wegen der Ähnlichkeit in den meisten Fällen mit den gleichen homöopathischen Arzneien behandelt werden können.

Bei verstopfter Nase nachts und Fließschnupfen am Tag, Schnupfen morgens und nach dem Essen schlimmer, häufig bei magen-, darm- und stoffwechselgestörten Personen, nimmt man **NUX VOMICA D6**.

Hat man reichlich dicken Rotz in der Nase mit Geruchsverlust und mildem Tränenfluss und bessern sich alle Beschwerden an der frischen Luft oder im kühlen Raum, ist **PULSATILLA D6** ein passendes Mittel.

Bestehen Unverträglichkeit von Wärme und Hitze bei Schnupfen mit Halsentzündung, Schwellung der Augenlider, Halsengegefühl und asthmatischer Atemnot, kann mit **APIS MELLIFICA D12** behandelt werden, welches grundsätzlich auch ein gutes antiallergisches Mittel ist.

Nicht nur ein grundlegendes Mittel gegen allergische Reaktionen jeder Art ist **CALCIUM CARBONICUM HAHNEMANNI D12**. Es hilft auch bei allgemeiner und auffälliger Empfänglichkeit für Nasen-, Rachen- und Schleimhautkatarrhe sowie Erkältungen.

Schnupfen als Folge von Durchnässung, kaltem Baden und feucht-kalter Witterung kann mit **RHUS TOXICODENDRON D30** geheilt werden.

Schnupfen mit gleichzeitigem Bronchialkatarrh und zäher Schleimansammlung lässt sich gut mit **IPECACUANHA D12** behandeln.

Plötzlich einsetzender wässriger, ätzender Fließschnupfen, das Gefühl der verstopften Nase, brennende rote Augen, Kratzen im Rachen, Besserung der Beschwerden im warmen Raum und Verschlimmerung durch Kälte sind Hinweise auf **ARSENICUM ALBUM D12**.

Bei der katarrhalischen Influenza mit Schwellung der Nasenmuschel und Kopfdruck ist meist **GELSEMIUM D30** hilfreich.

Bei chronischem Schnupfen mit eitrigen Nasennebenhöhlen sollte man an **SILICEA D12** denken.

Wenn bei wiederholtem Schnupfen die sonst gut gewählten Mittel ungenügend ansprechen, nehme man als Mittel dazwischen **SULFUR D12** für einige Tage.

SIEHE AUCH KAPITEL

»Allergien, S. 16«
»Grippaler Infekt, Erkältungsgrippe, Fieber, S. 33«
»Hals- und Rachenschmerzen, S. 37«
»Husten und Heiserkeit, S. 42«

SCHWÄCHEZUSTÄNDE

Schwäche bei nur geringer Anstrengung erfordert **RHUS TOXICODENDRON D30** und **CALCIUM CARBONICUM HAHNEMANNI D12**.

CONIUM D12 hat sich bewährt bei allgemeiner Müdigkeit, viel Schwindel und Muskelschwäche und vor allem beim älteren Menschen.

Ist man geschwächt und schwindelig, wie betäubt, besonders nach Schlafmangel, bringt **COCCULUS D6** gute Hilfe.

Lähmungsartige Schwäche mit Benommenheit, Mattigkeit oder auch Zittern kann durch **GELSEMIUM D30** geheilt werden.

Scheint man am Ende aller Kräfte zu sein und befürchtet man, sich nicht mehr zu erholen, ist **ARSENICUM ALBUM D12** angezeigt.

SILICEA D12 ist das Aufbaumittel bei konstitutionell geringer Leistungsbreite und bei Menschen mit zartem Körperbau.

Neigung zu plötzlicher Schwäche und Ohnmacht, besonders bei feinfühligen, ängstlichen Personen kann mit **PHOSPHORUS D12** erfolgreich behandelt werden. Extreme atmosphärische Spannungen, etwa Gewitter, werden nicht vertragen.

Erwähnt sei noch **ARNICA D12** bei Herz- und Kreislaufschwäche zusammen mit den entsprechenden Kreislaufmitteln, etwa **VERATRUM ALBUM D6**.

Für allgemeine nervliche Schwäche mit geistiger Erschöpfung passt meist **ZINCUM METALLICUM D12**.

Schwäche nach auszehrenden Erkrankungen und Operationen kann mit **CHINA D12** beseitigt werden.

Langsam fortschreitender Verlust der Lebenskraft mit Weinerlichkeit, melancholischer Verstimmung, Zorn, Hoffnungslosigkeit und Traurigkeit lässt an **CAUSTICUM HAHNEMANNI D12** denken (*Causticum* und *Phosphor* sollten nicht zusammen genommen werden).

■ **SIEHE AUCH KAPITEL**
»Kreislaufschwäche, Ohnmacht, Schockzustände, S. 49«
»Leistungssteigerung, Leistungsverbesserung, S. 55«
»Überanstrengung, Überbelastung, S. 82«

SCHWEIß, ÜBERMÄßIGES SCHWITZEN

Fußschweiß und auch Handschweiß sollte über längere Zeit mit **SILICEA D12** und **CALCIUM CARBONICUM HAHNEMANNI D12** behandelt werden.

Übermäßiges, übelriechendes Schwitzen am ganzen Körper kann man erfolgreich mit **SULFUR D12**, über längere Zeit gegeben, angehen.

Nächtliche, säuerlich stinkende Schweiße behebt in der Regel **MERCURIUS SOLUBILIS HAHNEMANNI D12**.

■ SIEHE AUCH KAPITEL
»Wundlaufen, S. 88«
»Grippaler Infekt, Erkältungsgrippe, Fieber, S. 33«

SEHNENENTZÜNDUNG, SEHNENREIZUNG, TENDINOSEN

Bei den Tendinosen handelt es sich um schmerzhafte Entzündungen und Reizzustände, die durch Überbelastungen an Sehnen, Sehnenscheiden oder der Sehnenansatzstelle am Knochen auftreten. Sie sind ja allgemein schwierig in der medizinischen Behandlung. Die homöopathische Medikation kann hier aber zu guten Erfolgen führen.

Bei Tennisspielern bilden sich Tendinosen am äußeren, aber auch inneren Ellenbogen (Epicondylitis, Tennisellenbogen), bei Sprintern an der Achillessehne, bei Geräteturnern am Handgelenk. Auch Rudern verursacht ähnliche Beschwerden an den Dornfortsätzen der Wirbelsäule.

Auch Schreibmaschinenschreiben oder Stricken sowie jede monotone Überbeanspruchung der Hand können zu Sehnenscheidenentzündungen an Hand und Unterarm führen.

Als erste Mittel sollte man immer **RHUS TOXICODENDRON D30** und **ARNICA D12** im Wechsel geben.

RHUS TOXICODENDRON D30 hat sich allgemein als Sehnenmittel bewährt.

Wird der Schmerz durch Bewegung oder sonstige Kraftanstrengung schlimmer, ist **BRYONIA D12** angezeigt.

Sehr häufig ist die Knochenhaut stark entzündet und schmerzhaft. In diesen Fällen hat sich **RUTA D6**, zusammen mit **LEDUM D12**, und in chronischen Fällen auch **SILICEA D12** als hilfreich erwiesen.

Der punktuelle Druckschmerz, z.B. wie bei der Epicondylitis, spricht oftmals gut auf **SYMPHYTUM D6** an.

Ist die Umgebung der Reizstelle rot und ödemartig entzündet, denke man zunächst an **APIS MELLIFICA D12** und nachfolgend an **LACHESIS D12**.

Bei chronischen, stagnierenden Fällen schiebe man **SULFUR D12** für 2 Wochen als Zwischentherapie ein.

■ SIEHE AUCH KAPITEL
»Bänderzerrung, Verrenkung, Verstauchung, S. 21«
»Gelenkentzündung, S. 31«
»Kreuzschmerzen und Ischiasschmerzen, S. 52«

SONNENALLERGIE

Zunehmend reagieren Menschen bei Sonnenbestrahlung mit allergischen Reaktionen auf der Haut, wie Rötung, Jucken und kleinen Pusteln.

Bei bereits bekannter Sensibilität der Haut auf Sonnenlicht, kann **HYPERICUM D6** als Verhütungs- und Vorbeugungsmittel genommen werden, sobald man sich der Sonne aussetzt.

Ebenso beugt **CALCIUM CARBONICUM HAHNEMANNI D12** der allergischen Überempfindlichkeit der Haut vor.

Bei grundsätzlicher Überempfindlichkeit gegen Sonne und Hitze mit Blutandrang und Hitzestau zum Kopf sollte man an **LACHESIS D12** denken. Dieses Mittel passt auch oftmals gut für Frauen bei Hitzewallungen im Klimakterium, vor allem dann, wenn beengende Kleidung an Hals und Taille nicht vertragen wird.

SIEHE AUCH KAPITEL
»Allergien, S. 16«

SONNENBRAND

Das erste Mittel bei Sonnenbrand ist **HYPERICUM D6**. Auch **CAUSTICUM HAHNEMANNI D12** bringt Heilung und Schmerzlinderung bei leichten und schweren Verbrennungen.

Bei hochrot verbrannter, trockener, heißer Haut mit allgemeiner Unruhe haben sich auch **ACONITUM D12** und **APIS MELLIFICA D12** als sehr hilfreich erwiesen.

Bleiben Hautschäden nach Sonnenbrand zurück, sollte man an **LACHESIS D12** und **ARSENICUM ALBUM D12** denken.

SIEHE AUCH KAPITEL
»Verbrennungen und Verbrühungen, S. 83«

SONNENSTICH

Sofortige Gaben von **ACONITUM D12** in halbstündigen Abständen und noch am selben Tag, wenn nötig **BELLADONNA D30**, vor allem dann, wenn Benommenheit, Hitzestau im Kopf und ein rot aufgedunsenes Gesicht vorliegt. In solchen Fällen kann auch **GELSEMIUM D30** sehr wirksam sein. **BELLADONNA D30** kann man auch nach Sonnenbestrahlung geben, wenn eine gewisse Überempfindlichkeit und Erregbarkeit auf Sonnenlicht bekannt ist.

VERATRUM ALBUM D6 ist ein passendes Mittel, wenn außer dem hochroten Kopf eine Pupillenerweiterung und ein meningitischer Nackenschmerz vorhanden sind.

Für die Folgen von Sonnenbestrahlung, wie z.B. Kopfschmerzen, passen sehr gut **LACHESIS D12** und **HYPERICUM D6**.

ÜBERANSTRENGUNG, ÜBERBELASTUNG

Grundsätzlich sollte man ökonomisch und auch seinen Kräften angemessen den Körper belasten. Zur Erbringung einer körperlichen Leistung kommt es zeitweilig doch zu Überanstrengung und Überbelastung. Neben Erschöpfung sind die Beschwerden häufig Spannungs- und Schwellungsgefühl sowie feines Vibrieren der Muskulatur mit Schwächezuständen (s. Seite 78).

Vielfach bewährt haben sich die Mittel **ARNICA D12** sowie **AESCULUS D6**, **RUTA D6** und **HYPERICUM D6**, jeweils 3-mal 5 Kügelchen täglich. Zur schnelleren körperlichen Erholung nach einer anstrengenden Arbeit oder anstrengendem Sport ist es sinnvoll, diese Mittel auch vorsorglich einzunehmen.

Bei Kreislaufschwäche, Muskelkater, Muskelkrämpfen und Schwächen sehen Sie bitte in den entsprechenden Kapiteln nach.

SIEHE AUCH KAPITEL

»Kreislaufschwäche, Ohnmacht, Schockzustände, S. 49«
»Leistungssteigerung, Leistungsverbesserung, S. 55«
»Muskelkater, S. 62«
»Schwächezustände, S. 77«

VERBRENNUNGEN UND VERBRÜHUNGEN

Bei Verbrennungen und Verbrühungen, gleich welchen Grades, ist **CAUSTICUM H. D12** ein vorzügliches Heilungsmittel. Es lindert sofort den Brennschmerz und regeneriert rasch das geschädigte Gewebe.

RHUS TOXICODENDRON D30 ist geeignet bei der mehr oberflächlichen Verbrennung mit Rötung und Brennen im Stadium der sekretgefüllten Blasen- und Bläschenbildung.

Bei einer tiefen hochgradigen Verbrennung, wenn die Haut und das Gewebe geschwürig werden und heftige brennende Schmerzen bestehen, ist **ARSENICUM ALBUM D12** erforderlich. Das Mittel passt umso besser, wenn eigentümlicherweise warme Auflagen beim Brennschmerz angenehm erscheinen.

Zur schöneren Hautregeneration an der Brandwunde werden **RUTA D6** und **CALCIUM CARBONICUM HAHNEMANNI D12** erfolgreich eingesetzt.

Einer unschönen Narbenwucherung beugt man mit **SILICEA D12** vor.

SIEHE AUCH KAPITEL

»Sonnenbrand, S. 81«

WETTERFÜHLIGKEIT UND KLIMAWECHSEL

Das Wetter muss man nehmen wie es ist. Jedoch können die Beschwerden, die durch wechselhaftes Wetter oder Klimazonenwechsel auftreten, mit Homöopathie gebessert werden.

Kreislaufstörungen mit Kopfschmerz bei Föhn und Sommerwind werden durch **VERATRUM ALBUM D6** und **GELSEMIUM D30**, im Wechsel eingenommen, gelindert.

Beschwerden durch kalten, stürmischen Wind oder trockene Kälte ausgelöst, behebt **ACONITUM D12**.

Fühlt man sich bei Wetterwechsel von trocken zu feucht schlechter, so ist **NATRIUM SULFURICUM D12** ein passendes Mittel.

Bei Empfindlichkeit gegen kaltes, nebliges und nasses Wetter mit Erkältungsneigung und rheumatischen Schmerzen als Folge hilft **RHUS TOXICODENDRON D30**.

Fühlt man sich dagegen bei feuchtem, regnerischem Wetter besser und bei schönem Wetter schlecht, so hilft oft **CAUSTICUM HAHNEMANNI D12**.

Übersensibilität gegen jeden Wetterwechsel, Furcht und Schwäche bei Gewitterwetter, wird durch **PHOSPHORUS D12** gebessert (*Phosphorus* und *Causticum* nicht zusammen einnehmen).

Wenn allgemeine Empfindlichkeit gegen Kälte und Feuchtigkeit mit Erschöpfung und Schweiß bei drückenden Wetterlagen besteht, sollte man an **CALCIUM CARBONICUM HAHNEMANNI D12** denken.

Wärme-, Hitze-, Sonnenunverträglichkeit mit Hitzewallungen besonders im Klimakterium lassen sich oft mit **LACHESIS D12** lindern.

Wenn bei feuchtheißem Klima Hitzestau im Körper mit pochendem, verschwitztem Gesicht auftritt, ist meist **BELLADONNA D30** ein hilfreiches Mittel.

Benommenheit, Schwäche, Schwindelzustände bei Wetter- oder Klimawechsel und durch Benutzung von Verkehrsmitteln sprechen gut auf **COCCULUS D6** an.

Beschwerden durch Klimazonenwechsel und Zeitverschiebungen, sogenannter »Jetlag«, können durch **GELSEMIUM D30** und **NUX VOMICA D6** gebessert werden.

Bei Beschwerden im Zusammenhang mit dem Vollmond sollte man **SILICEA D12** versuchen.

■ SIEHE AUCH KAPITEL
»Reisekrankheit, S. 69«

WUNDEN – WUNDBEHANDLUNG

Wunden heilen mit homöopathischen Mitteln schneller, schmerzfreier und komplikationsloser. Hier sind **ARNICA D12** und **LEDUM D12** (innerlich und auch äußerlich angewendet) die Hauptmittel, gleichgültig, wie die Wunde entstanden ist.

Ebenso ist **CALENDULA D6** bei jeder Art von Wunden, besonders Quetschwunden, zusätzlich ein vorzügliches Heilmittel.

Sind gleichzeitig vor allem Nervenanteile durchtrennt oder verletzt, hat sich **HYPERICUM D6** und bei Knochenverletzungen **SYMPHYTUM D6** bewährt.

Außerdem führen Umschläge mit **ARNICA D12** und **CALENDULA D6** rasch zur Wundheilung, verhüten Wundinfektionen und beseitigen die Quetschwunden um die Wunde (frisch ausgekochtes Tuch mit der Lösung von je 10 Kügelchen auf eine Tasse Kamillentee tränken und auf die verletzte Stelle aufbringen).

Calendula und *Arnica* können auch als homöopathische Salbe aufgetragen werden.

Sind die Wunden in Gelenknähe, sodass der Bandapparat eines Gelenkes mit betroffen ist, ist auch **RHUS TOXICODENDRON D30** angezeigt.

APIS MELLIFICA D12, evtl. zusammen eingenommen mit **AESCULUS D6**, hilft bei Schwellungen der verletzten Körperteile.

Für ältere Wunden, die sich entzünden oder zu eitern beginnen, sind, außer den oben genannten **BELLADONNA D30** und nachfolgend **MERCURIUS SOLUBILIS HAHNEMANNI D12** kräftige Heilmittel.

Ist die Wunde blau-rot hochentzündet, so als ob sich eine Blutvergiftung (Sepsis) anbahne, gebe man zusätzlich im stündlichen Wechsel aufeinanderfolgend **LACHESIS D12**, **ARSENICUM ALBUM D12** und **RHUS TOXICODENDRON D30**.

Alte, schlecht heilende Wunden werden oft durch **SILICEA D12** und **SULFUR D12** ausgeheilt. *Silicea* verhütet auch die unschönen

Narbenwucherungen. Nicht zu vergessen, dass *Echinacea* die Wundentzündung hemmt und die Heilung fördert.

HINWEIS: OPERATIONSWUNDEN, ob an Haut oder inneren Organen, sind »künstliche«, herbeigeführte Wunden und heilen schneller und schöner mit den im Kapitel »Wunden – Wundbehandlung« aufgeführten homöopathischen Mitteln.

■ SIEHE AUCH KAPITEL
»Blutergüsse (Hämatome)
und Blutungen nach Verletzungen, S. 23«
»Verbrennungen und Verbrühungen, S. 83«
»Wunden – Wundbehandlung, S. 85«
»Wunden bluten stark, S. 87«

WUNDEN BLUTEN STARK

Wenn Wunden stark bluten, denke man zuerst immer an das schon bekannte Verletzungsmittel **ARNICA D12**, 5 Kügelchen in 10-minütigem Abstand.

Als blutungshemmendes Mittel haben sich weiterhin **LACHESIS D12** und **HAMAMELIS D6**, auch bei inneren Verletzungen und inneren Blutungen, bewährt.

Wenn kleine äußere Wunden nicht aufhören können zu bluten, nimmt man **CHINA D12** und **PHOSPHORUS D12**, z.B. nach Verletzungen, Zahnextraktionen, Operationen.

■ SIEHE AUCH KAPITEL
»Blutergüsse (Hämatome)
und Blutungen nach Verletzungen, S. 23«

WUNDLAUFEN

Besteht eine Neigung zu Wundheit der Haut beim Laufen oder bei sportlicher Betätigung, ohne dass etwa eine unzweckmäßige Bekleidung die Ursache ist, so sollte man zunächst **ARNICA D12** und **SILICEA D12** einnehmen.

Ist ursächlich eine starke Schweißneigung vorhanden, so sind **CALCIUM CARBONICUM HAHNEMANNI D12** und **SILICEA D12** als Konstitutionsmittel angezeigt.

Beim sogenannten »Wolf«, entstanden durch Reibung zwischen den Oberschenkeln bzw. am After, hat sich außerdem hervorragend **RUTA D6** bewährt.

■ SIEHE AUCH KAPITEL
»Schweiß, übermäßiges Schwitzen, S. 78«

ZAHN WIRD AUSGESCHLAGEN

Betroffen sind meist die vorderen Schneidezähne, die beim Sturz oder Unfall ausgeschlagen werden. Auch Kleinkinder sind häufig betroffen, wenn sie mit dem Gesicht auf harte Gegenstände fallen. Es ist notwendig, so schnell wie möglich einen Zahnarzt aufzusuchen, um die Chance zu nutzen, den Zahn wieder zum Einheilen zu bringen. Hierbei ist es empfehlenswert, den ausgeschlagenen Zahn im Mund zu belassen, damit die Wurzelhaut nicht austrocknet oder mit Bakterien außerhalb des Mundes verunreinigt wird. Notfalls kann man den Zahn auch in pasteurisierter Milch transportieren. Die homöopathischen Arzneien, die eine Wundheilung und Einheilung des Zahnes fördern, sind im wesentlichen die Mittel: **ARNICA, CALENDULA, HYPERICUM, SYMPHYTUM, APIS MELLIFICA** usw., wie in den jeweiligen Kapiteln beschrieben.

■ SIEHE AUCH KAPITEL
»Blutergüsse (Hämatome)
und Blutungen nach Verletzungen, S. 23«
»Prellungen, Quetschungen, S. 68«
»Wunden – Wundbehandlung, S. 85«
»Wunden bluten stark, S. 87«

ZAHN WIRD GEZOGEN (ZAHNEXTRAKTION)

Die Extraktionswunde verheilt schneller und komplikationsloser, wenn homöopathische Mittel genommen werden. Auch Wundschmerzen sind geringer und mögliche Nachblutungen sind wesentlich seltener.

■ SIEHE AUCH KAPITEL
»Schmerzzustände, S. 73«
»Wunden – Wundbehandlung, S. 85«
»Wunden bluten stark, S. 87«

ZAHNUNGSBESCHWERDEN BEI KINDERN UND ERWACHSENEN

Bei manchen Kleinkindern ist das Zähnekriegen mit heftigen Schmerzen, Zahnfleischentzündung und unangenehmen Beschwerden wie Schlaflosigkeit, Durchfall, Fieber, Unruhe und Gereiztheit begleitet. Auch beim Erwachsenen können

Beschwerden in ähnlicher Form auftreten, wenn der Weisheitszahn durchbricht. Die Homöopathie hat eine Reihe von hilfreichen Mitteln, die die Zahnungsbeschwerden erleichtern können.

Das am häufigsten angezeigte Mittel ist **CHAMOMILLA D30**. Es wird dann gebraucht, wenn beim Kind oder Erwachsenen ein außergewöhnlicher Reizzustand mit Schmerzüberempfindlichkeit besteht. Das Kind ist ungeduldig, schlaflos, es schreit zornig und weint jämmerlich und beruhigt sich erst, wenn es herumgetragen wird. Oft ist eine Wange rot, außerdem besteht manchmal grünlicher Durchfall mit vorübergehendem Fieber. Ein kaltes Getränk im Mund lindert kurzzeitig, etwas Warmes verschlimmert die Schmerzen.

Wenn sich beim Zahnungsschmerz Fieberzustände, vor allem nachts, einstellen und eine auffällige Furcht und Ängstlichkeit besteht, weshalb der Kranke eine Bezugsperson bei sich haben möchte, dann ist **ACONITUM D12** ein geeignetes Mittel.

Wenn das Zahnfleisch entzündlich über der Zahndurchbruchstelle aufgeschwollen und rot-bläulich verfärbt ist und wenn man weder etwas Kaltes noch Heißes, sondern nur Lauwarmes im Mund ertragen kann und die Beschwerden besonders nachts im Bett schlimmer sind, bei gleichzeitiger Schweißneigung und starkem Mundgeruch, dann hat sich **MERCURIUS SOLUBILIS HAHNEMANNI D12** bewährt.

■ SIEHE AUCH KAPITEL
»Angst, Panik und Lampenfieber, S. 18«
»Schmerzzustände, S. 73«
»Schlafstörungen, S. 71«

ZECKENBISS

Nach derzeitigem Kenntnisstand können infizierte Zecken beim Biss die FSME-Virus-Erkrankung (Früh-Sommer-Meningo-Enzephalitis) und die Borreliose, eine bakterielle Erkrankung, übertragen. Kommt es nach einem Zeckenbiss zu Fieber, Kopf- und Gelenkschmerzen oder zu einer lokalen Hautrötung, sollte eine Behandlung durch einen Arzt erfolgen. Eine homöopathische Zusatztherapie kann entsprechend dem Kapitel »Insektenstiche« und »Wunden – Wundbehandlung« durchgeführt werden.

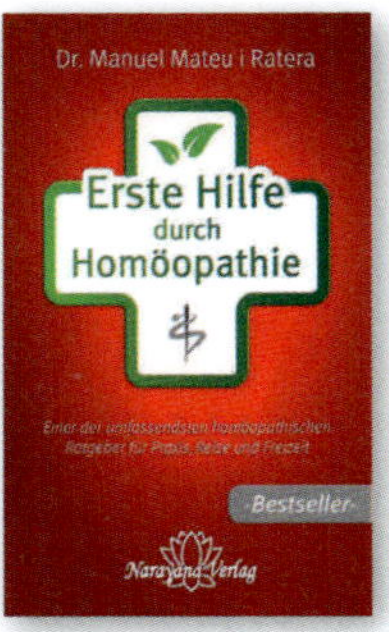

Manuel Mateu i Ratera

Erste Hilfe durch Homöopathie

Einer der umfassendsten homöopathischen Ratgeber für Praxis, Reise und Freizeit

640 Seiten, geb., € 36.-

Seit Langem in vielen Sprachen erhältlich, gibt es den Klassiker für die Erste Hilfe in der Homöopathie nun in neuer Auflage wieder auf Deutsch.

Der spanische Arzt und Homöopath *Manuel Mateu i Ratera* beschäftigt sich seit Jahren mit dem Einsatz der Homöopathie in der Notfallmedizin. Seine ausführliche Materia Medica und präzisen Differentialdiagnosen bieten schnelle Hilfe, zum Beispiel bei Unfallverletzungen, Schlangen- und anderen Tierbissen, Verbrennungen, Erfrierungen, Stromschlag, Höhenkrankheit, Cholera, Erstickungszuständen, Lebensmittelvergiftungen oder Reisekrankheiten.

»Ich kann dieses Buch nur wärmstens empfehlen. Es war viele Jahre Bestandteil meiner Arbeit als Freiwilliger bei „Homöopathen ohne Grenzen". Es war häufig mit mir auf Reisen und bildete die Grundlage der homöopathischen Erste-Hilfe-Ausbildung in Nicaragua.«
Dr. Maite Bravo – Präsident der
Medizinisch-Homöopathischen Akademie von Barcelona

WEITERE TITEL IM NARAYANA VERLAG

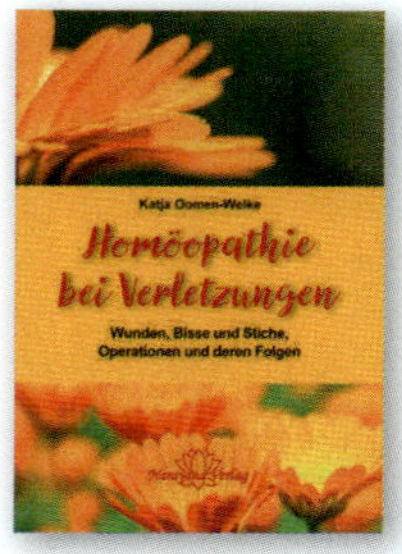

Katja Oomen-Welke
Homöopathie bei Verletzungen

Wunden, Bisse und Stiche, Operationen und deren Folgen

120 Seiten, geb., € 19,80

Kompakt und handlich! Ob man zu Hause oder unterwegs ist – dieses Büchlein ist ein praktischer Leitfaden bei Verletzungen im Alltag, wenn schnelle Hilfe erforderlich ist.

Der homöopathischen Ärztin *Katja Oomen-Welke* ist es gelungen, ein übersichtliches Kompendium herauszubringen, das keinen Bereich der ersten Hilfe auslässt: offene Wunden, stumpfe Verletzungen, Verrenkungen, Verletzungen von Knochen, Nervenverletzungen, Wundinfektionen, Zahnschmerzen und Augenverletzungen. Auch bei Sonnenstich, Strom- und Blitzschlag, der Versorgung vor und nach Operationen und nicht zuletzt bei seelischen Verletzungen und Schock, bietet das praxisbezogene Bändchen mit klar gestalteten Tabellen praktizierenden Homöopathen und Laien gleichermaßen eine sehr gute Übersicht in Bezug auf infrage kommende Arzneien.

Zusätzlich werden allgemeine Hinweise zur Versorgung von Wunden gegeben, natürliche Hausmittel empfohlen und medizinische Hintergründe vermittelt. Die abschließenden Empfehlungen für eine homöopathische Verletzungsapotheke machen aus diesem Buch einen wertvollen Begleiter durch den homöopathischen Alltag.

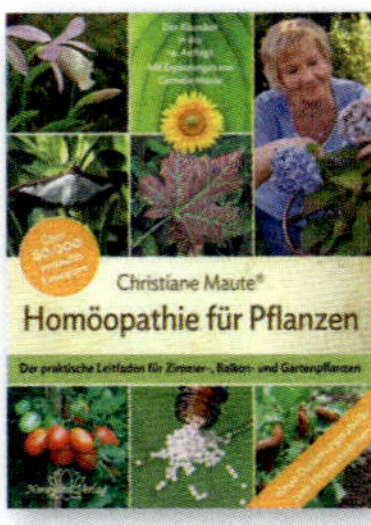

Christiane Maute®
Homöopathie für Pflanzen –
Der Klassiker in der 14. Auflage

232 Seiten, geb., € 28.–

Mit dem Erscheinen von *Homöopathie für Pflanzen* ist eine grüne Revolution losgetreten worden. Das Buch wurde über 60.000-mal verkauft und in viele Sprachen übersetzt. Es ist ein handlicher Ratgeber über die häufigsten Pflanzenerkrankungen, Schädlinge und Verletzungen und deren homöopathische Behandlung. *Christiane Maute®* ist eine der Vorreiterinnen, die seit vielen Jahren bei ihren Nutz- und Zierpflanzen Homöopathie einsetzt.

Ob bei Blattflecken-Krankheit der Rosen, Braunfäule der Tomaten, Feuerbrand an Obstbäumen, Blattläuse, Kräusel-Krankheit, Krebs, Mehltau, Monilia-Fruchtfäule, Schneckenbefall, Sternrußtau oder schwachem Wachstum – *Frau Maute* erläutert zu den häufigsten Erkrankungen die bewährten Mittel.

Die meisten Erkrankungen sind mit Bildern dargestellt, damit die Symptome gut erkennbar sind und man leicht zum richtigen Mittel findet. Dosierung und Anwendung wurden überarbeitet und mit einer handlichen Tabelle zum Herausnehmen sehr übersichtlich gestaltet. Ein kurze Arzneimittellehre rundet das Werk ab.

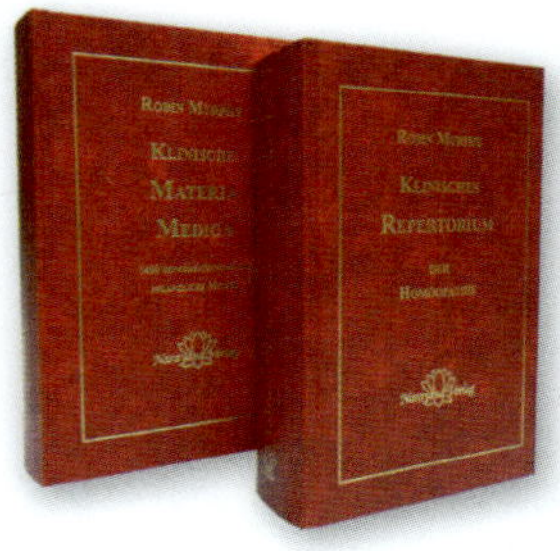

Robin Murphy
Klinische Materia Medica und Klinisches Repertorium im Paket

4.704 Seiten, geb., mit Goldprägung, € 245.–

Die Klinische Materia Medica (»Nature's Materia Medica«) ist die 3. Ausgabe der »Lotus Materia Medica« von *Robin Murphy* und in ihrem Umfang und ihrer gleichzeitigen Prägnanz unübertroffen. Über 1.400 homöopathische und phytotherapeutische Arzneimittel werden besprochen.

Enthält Auszüge von *Anshutz, Bach, Boericke, Burnett, Clarke, Faßbinder, Hahnemann, Hale, Hering, Nash, Phatak, Rademacher* und anderen. *Murphy* kombiniert das Wissen der Arzneimittelprüfungen mit der historischen Anwendung, Folklore, Legenden, der klinisch-therapeutischen Anwendung sowie der Toxikologie. Umfasst außer den klassischen Arzneimittelbildern u.a. auch neuere Milchmittel, Pilze, Bäume, Bachblüten, Edelsteine, Giftstoffe und Nosoden. Die Symptome sind nach dem gleichen alphabetischen Schema wie im Repertorium geordnet. Damit ist das Buch die ideale Materia Medica in Kombination mit *Murphys »Klinischem Repertorium«.*

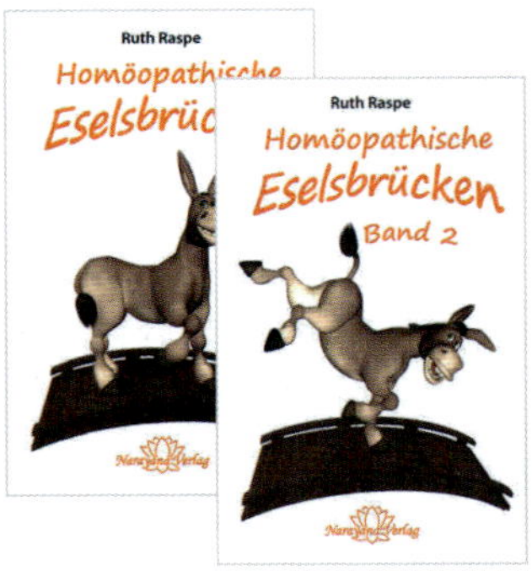

Ruth Raspe

Set: Homöopathische Eselsbrücken Band 1+2

Homöopathie in Merksätzen

432 Seiten, geb., € 22,80

Homöopathie einmal anders. Mit einprägsamen Lernsprüchen bringt uns die Heilpraktikerin *Ruth Raspe* über 80 der wichtigsten homöopathischen Mittel nahe.

Ob Aconitum »Schreck lass nach«, Arsenicum album »Preußische Werte«, Calcium carbonicum »Barockengel«, Gelsemium »Häschen in der Grube« oder Gnaphalium »Mich hat die Hexe angeschossen« – dank der humorvollen und kurzweiligen Darstellungen prägen sich die Mittelbilder ein und sind einfach wiederzuerkennen.

Die Beschreibungen umfassen neben den Merksätzen auch wichtige geistige Merkmale und Leitsymptome, Modalitäten und ungewöhnliche Tipps.

Das Büchlein ist eine ideale Ergänzung zu den gängigen Arzneimittelbildern und erleichtert die Mittelwahl mit Hilfe der anschaulichen Eselsbrücken enorm.

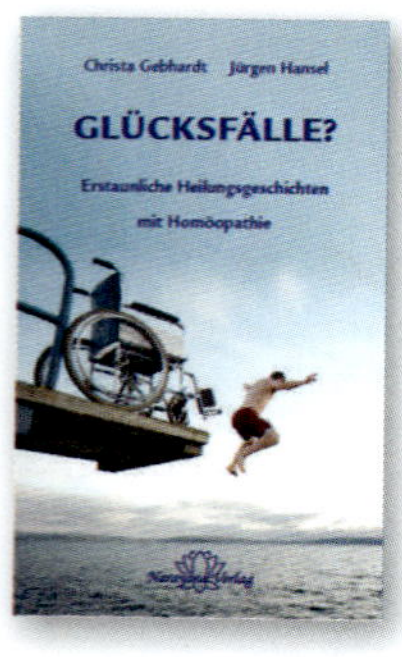

Christa Gebhardt / Jürgen Hansel

Glücksfälle?

Erstaunliche Heilungsgeschichten mit Homöopathie

376 Seiten, geb., € 14,80

Eine bezaubernde Einführung in die Homöopathie, wie es sie so bisher nicht gab: 13 ausgewählte »Fälle« von weltbekannten homöopathischen Ärzten wie *Rajan Sankaran* oder *Jan Scholten* wurden unabhängig überprüft. Die Autoren waren dabei so engagiert, dass sie um die ganze Welt reisten, um sich nicht allein auf die Schilderung der Therapeuten verlassen zu müssen. Sie suchten alle geheilten Patienten zu Hause auf und ließen sie in ihrer eigenen Umgebung selbst zu Wort kommen. Damit ist eine Authentizität gegeben, die es in der homöopathischen Literatur so bisher nicht gab.

Das Buch schildert die ganze Bandbreite der modernen Homöopathie auf neuestem Stand und ist daher hochaktuell. Auch der versierte Therapeut wird neue Arzneimittelbilder kennenlernen.

»Eines der schönsten – vielleicht das schönste Buch überhaupt über die Homöopathie.«
Veronica Carstens (Medizinerin und Frau des ehemaligen Bundespräsidenten Karl Carstens)